인체공간 의학 탐색

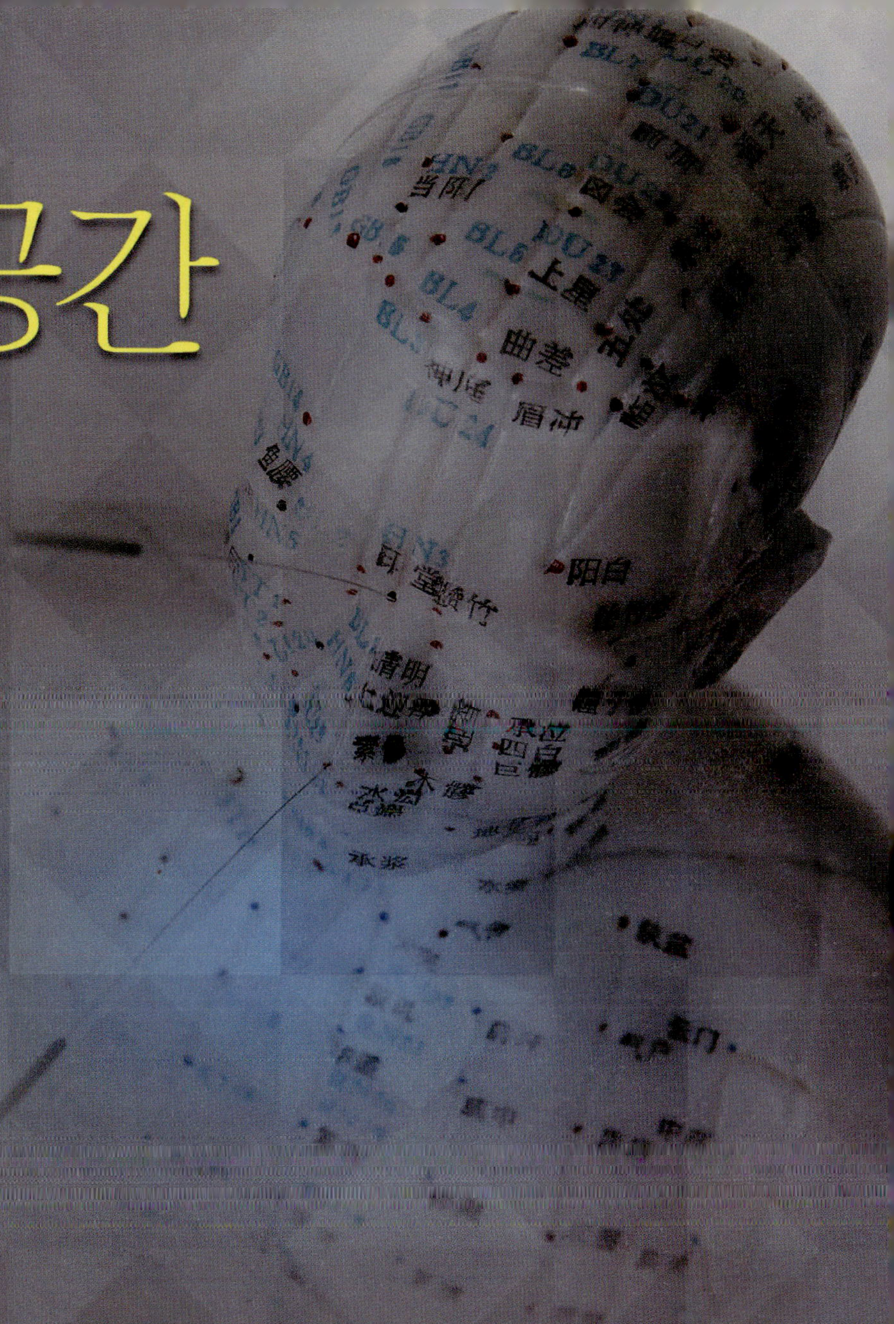

곽 지 진 저
임 성 근 역

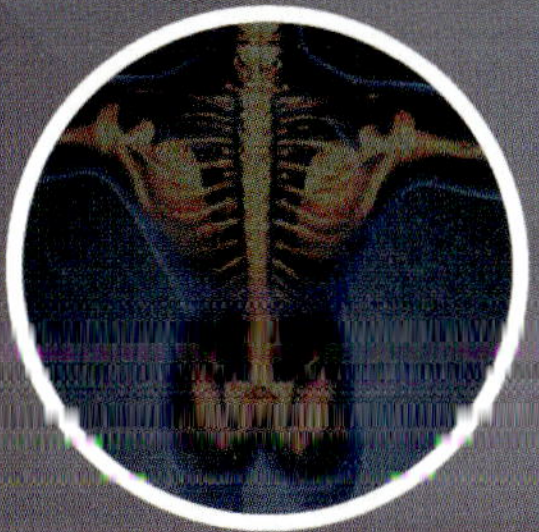

인체공간의학이란?

창시자 곽지진이 50여 년 간의 임상에서 연구하여
형성시킨 의학이론이다.
인체공간을 연구하는 것이 주된 내용인데
치료학, 양생학, 수련학으로 분류하며,
이는 전통중의와 현대 의학과도 다른 새로운 의학이다.

도서출판 한수

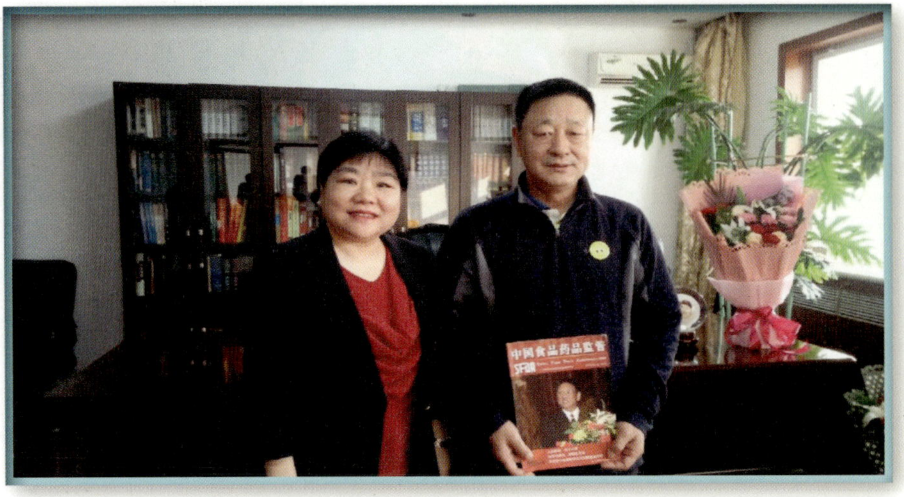

〈곽언령 원장과 번역자 임성근 선생이 함께한 모습〉

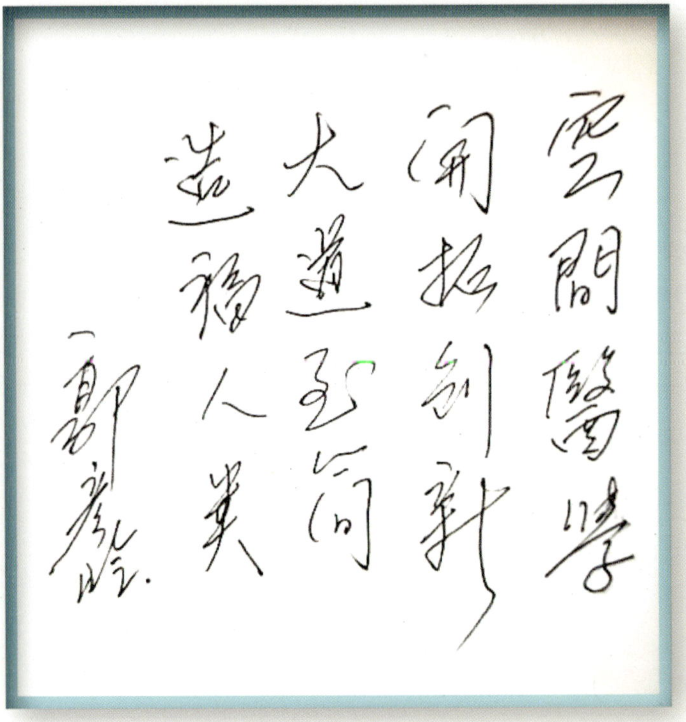

〈곽언령 원장의 한국어판 간행 축하글〉

한국어판 출간을 축하하며…

한국 독자 여러분 안녕하십니까?
공간 의학에 오신 것을 환영합니다.

공간 의학은 인체의 질병 치료에 대하여 양·중의를 뛰어넘는 새로운 접근 방법을 제시하여 치료의 길을 단순화하였습니다.

눈앞에 보이는 놀라운 성과들은 질병으로 웃음을 잃은 많은 사람들에게 행복을 찾아 줄 것입니다.

창시자 곽지진 3녀
곽 언 령

공간의학 발간을 축하하며…

지금은 4차원 공간 에너지를 논할 시기이다.

왜냐하면 눈에 보이지 않는 공간 에너지가 인체에 미치는 영향이 지대하기 때문이다.

눈에는 보이지 않지만 호흡을 통하여 들어오는 에너지는 인체에 이로운 스칼라 에너지가 공간을 채우고 있다.

하지만 전자제품을 사용함으로 발생하는 유해 전자파는 세계보건기구에서 2등급 발암물질로 분류할 만큼 해로운 전자파도 존재한다.

전자제품에서 나오는 유해 전자파도 공간에너지의 일종인 슈만쥬파수에 의해 중화되고 있다.

땅에서도 보이지는 않지만 땅의 지력(에너지)이 발생하고 있으며 장수촌 지력은 다른 지역에 비해 2배에 가까운 지력이 발생하는 것으로 알려져 있다.

자연을 보더라도 보이는 것은 물질로 눈에 보이지만 보이지 않는 에너지는 눈에 보이지 않더라도 서로 상호 전환과정을 통하여 공존하고 있다.

인체도 마찬가지로 모든 세포는 기와 혈의 조화로 기는 기관차에 해당하고 혈은 열차에 해당된다.

기는 사람이 태어날 때 원기와 매일 하늘의 기운과 땅의 기운을 받아 순환하며, 365개의 혈자리를 통해 기 에너지를 순환시키며 혈은 하루에 32가지 영양소가 흡수되어야 인체가 원하는 효소가 원활하게 생성되어 건강을 유지할 수 있다.

인체의 세포는 유전자 줄기세포까지 연구가 되어 있지만 세포에 작용하는 에너지 메커니즘은 아직도 미비한 시점에 머물고 있다.

중의학에서 논하는 몸 안에 에너지를 관장하는 삼초(상초 중초 하초)는 에너지 운행의 주요 공간이며 여기다가 수많은 임상을 통해 에너지의 공전 자전의 소절 공간을 찾아 에너지가 흩어지고 주입되는 주요통로를 찾아 낸 것이 공간의학에서 말하는 외초이론이다.

공간의학은 세포와 세포지간에는 공간이 존재하며 에너지의 변화가 모두 이 공간에서 발생하기에 메시지의 소통과 교환도 공간에서 진행된다.

인체공간은 에너지 조절장소이며 세포의 물질운동과 에너지발사는 인체공간이 불가분의 관계이며 공간의 장소가 깨끗하고 에너지 유동이 원활하면 인체 생리기능이 비로소 정상화된다는 이론을 바탕으로 에너지의 공전과 자전 대순환과 소순환을 원활하게 하는 학문이다.

25년간 자연치유 공부를 사람으로 공간의학을 이해함으로써 질병으로 고통받는 많은 사람들이 고통으로 벗어날 수 있는 새로운 이정표가 될 것을 확신하며 다시 한 번 공간의학 한국 상륙을 축하드립니다.

125건강포럼

김성권 지도교수 올림

欢迎进入人体空间医学的新天地!
集治疗学, 养生学. 修炼学为一体 !
并以天地人三界为研究对象的新视界!
"인체공간의학의 신천지에 오신 것을 환영합니다!
치료학, 양생학, 수련학을 한곳에 모으고
천, 지, 인(天, 地, 人) 삼계를 대상으로 연구하는 새로운 세계관입니다."

우주에서 별과 별들이 상호영향을 준다.

예를 들면 태양흑점이 지구에 주는 영향이 그것이다. 지구상에서는 만물 간에 상호촉진하며 또한 상호 의존한다. 인류사회에서는 사람과 사람들이 상호 연계하고 상호 소통한다. 이와 같은 원리로 인체 내부에서는 세포와 세포 사이의 에너지가 상호 부딪치면서 상호 견제한다. 이런 활동이 모두 공간과 깊은 관계가 있다.

물질체계를 말할 때 어떠한 방식으로 존재하거나 어느 공간이던 시시각각으로 자신의 에너지를 뿜어내고 본체 주변에 맴돌며 공간에 존재한다. 공기 중에서는 서로 부딪치고 상호 영향을 주며 서로 의존하고 서로 견제하며 서로 연계와 소통으로 환경을 개선한다.

의학의 발전을 돌이켜 볼 때 의학사는 한 개 질병의 발전사이며 인간과 질병 간의 투쟁사이다. 더 깊이 들어가 보면 의학사는 인체 내부물질과 에너지의 변화 관계사이다. 인체 자체는 내부물질, 에너지와 자연물질, 에너지의 변화하는 관계사이다. 「황제내경」에서 이르기를 "취즉성형 산즉성풍"(**聚则成形, 散则成风**: 모이면 형체가 이루어지고 흩어지면 바람이 된다). 즉 사람과 자연은 갈라놓을 수 없는 관계이며 물질과 에너지는 상호 전환하는 과정이다.

21세기 인류가 공간탐구열정이 높아졌으며 외계공간의 탐구를 과학기술의 고지로 올려놓았다. 중국전통문화에서 "천인합"(**天人合**: 하늘과 사람이 하나로 합친다)하였고 필자가 의학을 연구하는 과정에서 인체 내부공간을 연구대상으로 삼아 인체 내부공간을 연구대상으로 삼고 인체공간에 존재하는 정미물질, 즉 에너지를 물질의 기초로 삼고 물질과 에너지의 상호전환을 핵심으로 하며 인체 내부의 메시지를 깨우쳐 인체 내부의 에너지 운동을 개선시키고 공간에너지의 상호 충격을 이루어 세포의 "개합"(**开合**: 열고닫음)을 촉진시켜 인체기능 정상운영을 실현하는 것이 인체공간의학의 근본이다.

물질과 에너지의 양자관계 중 핵심은 에너지의 농도와 압력이 물질 본체에 대한 영향을 장악하는 것이므로 이 관계를 구체적으로 사용하여 세포 내와 세포외를 "변증"(**辨证**) 대상으로 삼고 "지실지허"(**至实至虛**)를 변증의 법칙으로 한다. 이 이론과 처방은 전통적 중의와 현대의학과도 다른 점이다. 수많은 임상에서 검증되다시피 이 방법이 확실한 효과를 보았다

이 책에서의 이론, 관점, 방법은 본인이 50여 년 간 임상에서의 충성미이며 환자를 치유과정에서 얻은 것이기에 사회에 환원하고 서민들에게 유익하도록 하는 것이 필자의 바람이다.

저 자

■ 차 례 ■

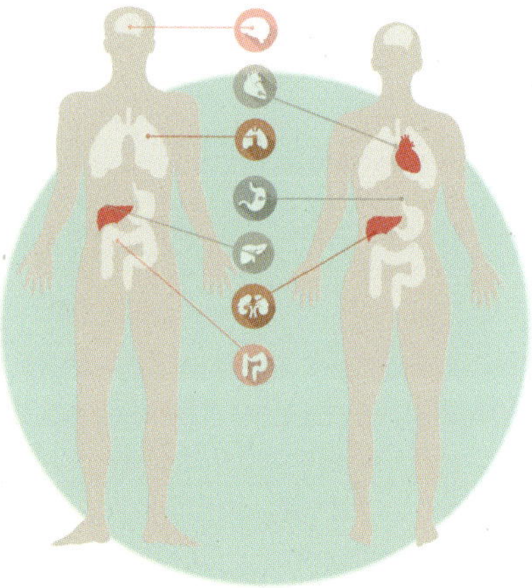

제1장

인체공간의학 개론

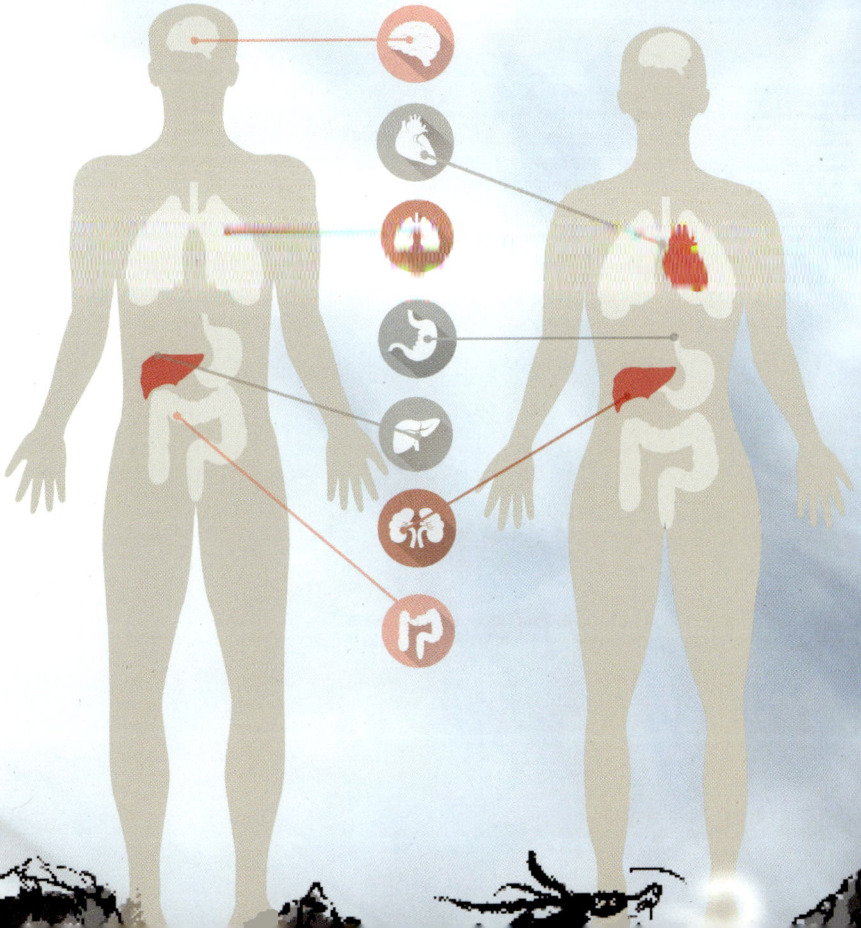

空，既是无，亦是有，
但更是"无所不有"。

"공은, 즉 없는 것이지만 있기도 하다.
다시 말하면, 장소도 없고, 형체도 없는 것이다."

1. 인체공간의학 정의

인체공간의학이란? 창시자 곽지진이 50여 년 간의 임상에서 연구하고 형성시켜 탄생된 의학이론이다.

인체공간을 연구하는 것이 주된 내용인데 치료학, 양생학, 수련학으로 분류하며, 이는 전통중의와 현대 의학과도 다른 새로운 의학이다.

2. 인체공간의학의 기초

인체공간의학은 전통중의를 기반으로 성립되었으며 발전과정에서 지능의학단계를 거쳐 "장상학설"(场象學说)에서 언급된 "도(道) · 음양(阴阳) · 오행(五行)" 학설을 바탕으로 하여 세포운동학설을 제시하고 지능중약학과 처방을 완성하고 "자아회조조치법"(自我回照调治法)을 포함한 여러 가지 의료방법을 구현하여 인체 공간의학을 더욱 깊은 연구로 발전시켜왔다.

예를 들면 지능의학이 인식하기를 세포간은 실체가 아니며 실체와 공간이 인체의 두 개 부분으로 조성되며 인체공간의학에서 "공간"이란 개념을 뚜렷하게 제시하였다. 지능의학에서 제기하기를 장과 장상학설, 인체에너지의 작용에 대한 인식, 더욱 완성된 에너지운동학설을 제시하고 특별히 전통 "음양"과 "오행"학설을 더욱 깊이 인식하였다.

지능의학단계에서 전통의 병리학설과 삼초학설로 질병을 치료하였으며 인체 "태양구"의 작용도 인식하게 되었다. 인체공간의학에서 「상한론」을 연구하고 수많은 임상을 거쳐 "외초"(外焦)의 개념을 만들어서 외초가 인체에너지의 공전과 자전 생명 활동 중에서 중요한 작용을 하고 있다는 것을 인식하며 인체 상, 중, 하 삼초와 외초가 상호작용하는 관계를 알아냈다.

"사묘영안탕"(四妙永安汤), "우황안궁환"(牛黄安宫丸)이 임상에서 인체의 순환은 소순환운동이 대순환운동을 밀어주는 것을 인식하였으며 대순환 운동의 힘의 크고 작음이 소순환 회로와 일정한 관계가 있다는 것을 인식한다.

소순환의 회로를 높이면 대순환의 동력을 높이는 것이고 소순환 회로를 높이면 뇌순환 기초를 개변시키는 것으로 전통중의의 "심주신명"(心主神明)의 개념을 해석하였으며 동시에 성별의 부동으로 순환도 다름을 주도한다.

지능의학계단에서 "장상"(场象)진단을 위주로 하고 인체내부의 각 방면의 메시지를 종합하여 "신기, 안색, 발한, 대소변"(神气, 颜色, 出汗, 大小便) 등으로 진단한다. 또한 인체공간의학은 혀를 보고 분석하고 판단하여 진단을 내린다.

지능의학단계는 지능중약학과 처방을 만들어 "자아회조조치법"(自我回照调治法)을 포함한 전통중의약을 더욱 간편히 하고 "소방"(小方: 작은처방)과 "공선"(公持) 상통을 핵심으로 하는 치료법을 내놓았다.

결론적으로 말하면 인체공간의학이 중의에 맥을 두고 탐색하는 과정에서 전통중의의 복잡한 명사를 간단하고 현대적으로 해석하여 임상에서 유력한 검증을 받았다.

3. 인체공간의학의 주요내용

"인체공간"은 인체공간의학 중에 핵심개념이며 인체공간의학의 대발견이다.

"천인합일"(天人合一)은 인체공간과 우주공간에 공성(共性)이 존재한다.

우주대공간의 "공"(空)은 만상의 뿌리이며 자연계에서 "공"(空)의 변화는 "생, 장, 화, 수, 장"(生, 長, 化, 收, 藏)이 근본이오, 인체 내부공간도 마찬가지이다.

인체내부 "공"(空)은 물질의 전달과 에너지 발사하는 매체이다. "공"(空)은 유동의 정미물질 즉 에너지를 기초로 하고 에너지의 농도와 압력변화로 인체공간의 동력을 형성시킨다.

에너지는 인체공간의학의 중요한 이론이다. 정통중의에서 말하는 기와 같다. 에너지학설은 인체공간의학의 중요한 이론이다.

에너지 측면에서 출발하여 인체공간의학이 전통중의의 음양과 오행학설을 현대적으로 재해석하니 인체내부에너지운행의 근본은 "공전"(公轉)이라는 것을 알았으며 공전창통이 인체질병치료의 근본 출발점이고 귀결점이다.

인체공간의학은 세포론을 근거로 세포에게 공간을 마련하는 개념은 중의의 "영"(营), "위"(卫), "기"(气), "혈"(血)의 개념과 연결하여 인체의 기초와 근본의 생명활동과 생리기능을 확장시켜 새로운 것을 얻어냈으며 중의와 현대의학이 결합할 수 있는 이론기초로 삼는다.

이 기초하에 물질과 에너지의 상호전환, 상호작용하는 관계를 분석하여 옛 중의의 복잡한 명칭해석은 타파하고, "팔상변증"(八纲辨証)을 간주러 물질과 에너지, 세포 내와 세포 외의 변증으로 하고 세포군체를 단위로 기능운동이론을 제출하여 세포군 에너지운동 방향의 중요성을 인식하게 된다.

인체공간은 에너지를 조절하는 장소이며 세포의 물질운동, 에너지발산과 인체공간의 존재는 갈라놓을 수 없는 관계이며 장소가 깨끗하고 에너지유동이 원활하면 인체 생리기능이 비로소 정상화 된다. 사람의 생명활동도 자연화가 된다.

전통중의 "삼초"(三焦)의 이론 기초상에서 "상한론"을 깊이 연구하면서 인체 "태양구"(太阳區)의 작용을 인식하게 되고 태양구의 범위를 개척하여 "외초"(外焦)의 새 개념을 제시하게 되면서 삼초론에서 4초론으로 발전시킨다. 그리고 상, 중, 하초와 외초와 상호작용하는 것을 발견한다.

삼초는 에너지운행의 중요공간이며 외초는 "공전"(**空轉**), "자전"(**自轉**)의 조절공간이기에 에너지가 흩어지고 주입되는 주요통로이다.

"공전"(**空轉**)은 4대공간 내의 에너지운행을 조절하고 인체 내부 에너지 운행의 규율이다.

인체공간의학에서의 견해는 "수"(**水**)의 분포가 불균형하면 인체에 여러 가지 질병이 형성되기에 인체내부 물의 분포를 조절하는 것이 의사들의 책임이다.

인체공간의학의 병인론은 전통중의와 현대의학의 병인론과 서로 다르다. "수인론"(**水因論**)을 이해하려면 인체공간에너지 존재 형식을 이해하여야 하고 에너지가 인체 내부에서 "수기"(**水汽**: 수증기)형식으로 인체질병을 조절하는 것은 물의 액체와 기체로 정상전환을 촉진시킨다.

치료원칙에서 인체공간의학은 공전창통을 원칙으로 하며 공전운행과정에서 임맥과 독맥의 접촉점의 에너지 압력차를 중시한다.

인체공간의학에서는 병이름틀을 깨버리고 증세만 참고하며 병인을 찾아 치료를 한다.

구체적인 치료방법은 컴퓨터설진법(**电脑舌診法**), 작은처방법과 기타보조요법으로 치료한다.

이상의 방법은 물질과 에너지의 상호전환하는 관계를 파악하고 인체공간에너지의 농도와 압력차가 물질본체에 주는 영향을 이해하며 에너지가 물질에 충격을 주어 물질을 변화시키는 것을 설명한다.

작은 처방법으로 병치료는 약물기능 주체화를 기초로 약물의 "기"(**气**)와 "미"(**味**: 맛)을 도구로 삼아 각 부위 공간의 에너지를 조절하여 에너지 동력을 전환시켜 인체 내의 깨끗한 것은 위로 올리고 탁한 노폐물은 아래로 내려가게 한다.

작은 처방으로 병치료는 약의 양과 맛을 적게 하지만 효능이 뚜렷한 것이 특징이다.

4. 인체공간의학이론 특징

1) "공"(空)을 연구대상으로 한다

인체공간의학은 "공"(空)을 시점으로 "영"(零)으로부터 시작하여 외적인 "공간"(空间) 개념을 연구 중으로 들여왔기에 지금 세계상의 다른 여러 의학과의 차이점이다.

현대의학은 세포내부의 물질변화를 중시하고 줄기세포까지 연구하지만 그 한도가 세포내부이고 세포본체를 떠나지 못하였기에 인체의 생리, 병리를 완전하게 인식하지 못하였다.

전통중의는 "기화론"(气化论)을 기초로 하기에 실질상에서 세포외부공간의 정미물질 전환을 연구한다. 인체공간의학은 실체와 공간에서 우리 몸을 인식하고 인체공간에 정미물질이 존재하며 인체공간의 "상"(象)의 변화를 발견한다. "상"(象)의 물질기초는 에너지이며 공간유동의 정미물질이다.

인체내부는 대공간이며 에너지가 이 공간에서 대순환, 대충격, 대교합한다.

실체물질과 비교할 때 인체공간의 정미물질은 미세한 존재이지만 인체내부에 공간이 존재하고 인체내부의 에너지운동은 천변만화이다. 그러기에 인체공간의학은 "공"(空)을 연구대상으로 하고 약물의 "사기오미"(四气五味)가 공간에서 발휘하는 동력을 연구하여 약물운동학을 완성하였다.

2) 정체개념이 강하다

인체공간의학은 정체개념을 강조한다. 즉 넓은 시야와 전면을 관찰하는 안광을 주의하여야 한다. 정체개념은 인체공간의학의 생리, 병리, 진단, 약물사용, 치료 등 다방면을 융합시켜야 한다.

인체를 인식할 때 전통의학은 인체 여러 부분의 통일성과 완벽성을 중시하고 인체는 "기, 혈, 진액, 장부, 경락" 등 조직기관으로 구성되었기에 생리기능 활동 중에서 서로 협조하고 병리변환상 서로 영향을 준다.

인체공간의학은 유형실체물질의 통일성과 완전성을 인식하고 공간에 존재하는 무형의 에너지와 에너지변화를 인식한다.

인체 메시지 조정을 강조하며 인체 에너지를 변화시켜 에너지운동 충격으로 인체내부세포운동을 개선하여 인체기능의 화목을 도모한다.

질병에 대하여 인식하기를 우리 몸의 질병의 원인은 한 글자로 표현하면 "수"(水: 물)이다.

병 치료 시 "공전창통"(公轉暢通)이 인체공간의학의 근본치료원칙이다.

한 번의 종합요법을 강조하는데 머리부터 발 안에서 바깥으로 구역, 층차를 분별하지 않으며 세포부터 조직, 기관, 장부, 계통을 동시에 조절하며 치료한다.

약물의 연구에서 전통본초기능을 중시하지만 약물이 작용후의 연쇄반응을 중시한다.

3) "천인합일"(天人合一)법을 따른다

인체공간의학에서 인식하기를 사람과 자연의 공통점은 대자연은 물로 구성되었고 사람도 물로 구성되었다. 우리가 살고 있는 지구는 타원성이며 아주 아름답고 남색의 구체이다. 물은 지구표면에서 수량이 제일 많은 천연 물질이며 70%의 면적을 차지하며 인체 내부의 물의 함량도 70~80%을 차지한다. 대자연의 변화는 물의 변화이며 사람의 변화도 물의 변화이기에 사람과 자연은 이점에서 공통점이 있다.

"천인합일"(天人合一)의 관계는 사람과 자연 간에 존재뿐만 아니라 인체 내부에서도 존재한다. 만약 자연을 대 우주라 하면 인체는 소우주이다. 각종 조직과 장부의 기능은 사람의 활동의 일부분이다. 이 부분은 조직, 구조, 기능에서 정체적 동일을 보장하여야 한다. 사람의 생명운동은 각종 장기 기능 운동의 통일로 실현하지만 아니면 인체 기능운전이 상실된다. 인체공간의학은 전통중의의 "설신"에서 한 단계 발전된 "유설변증"(唯舌辨證)을 완성하여 혀를 하나의 강의 흐름이라 보며 물의 흐름을 조절함과 같이 인체내부물질과 에너지의 분포를 조절한다.

➔ memo

제2장

세포·공간·에너지

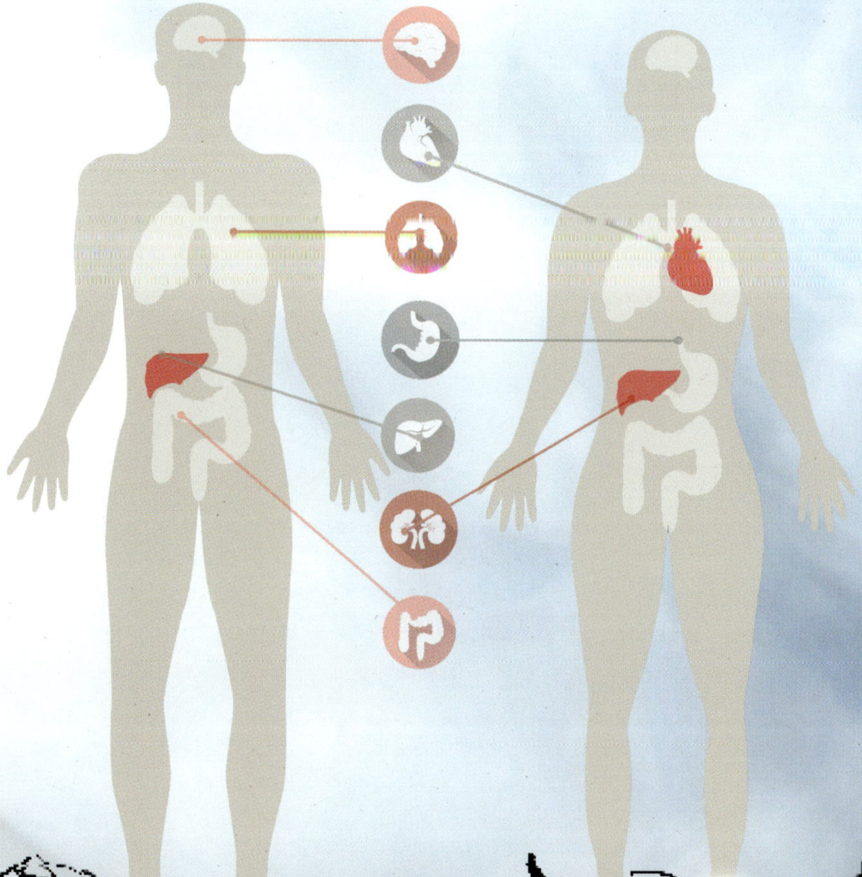

純净, 能使能量流通順暢

使人体回归自然, 回归健康。

"깨끗함은 에너지 흐름을 순조롭게 하여

우리 몸을 자연으로 돌아가게 하고 건강하게 한다."

1. 세포

현대의학에서 세포론을 말할 때 세포는 인체 구성의 최기본기능단위로 세포막, 세포질, 세포핵으로 구성되었다. 구조와 기능으로 분할하면 인체의 세포는 200여 가지로 나뉘지만 각 세포들은 특정한 부위에 분포되어 특수한 기능을 발휘한다. 그러나 세포와 세포군으로 볼 때 기본기능과 기능활동은 동일하다. 즉, 세포는 삼키고, 토하는 것(吞吐)을 통하여 외계의 물질 에너지, 메시지교환을 진행한다.

인체공간의학은 세포론을 근거에 기초하여 발전했으며 계발하여 전통중의의 "영"(营) "위"(卫) "기"(气) "혈"(血)의 개념을 결합하여 인체공간적 측면에서 새로운 인식을 획득하였다.

"포내위영혈"(胞內为营血: 세포 내에서는 피의 관리를 돕는다.)이고, "포외위위기"(胞外为卫气: 세포 밖에서는 기의 지킴을 돕는다.)로 하는데 이 "포"(胞)는 공간의 개념이다. 이 이론에 의해 인체의 근본인 생명활동과 생리기능을 확장하여 인체의 조직, 기관장부, 계통은 기능이 상동하거나 근접한 세포군들이 구성되어 각자 공간에 "포"(胞)를 이루어 포와 포 사이에 서로 통하고 통제하며 협조하여 인체의 생리생명활동을 완성한다. 여기에서 볼 때 전통중의의 "영"(营) "위"(卫) "기"(气) "혈"(血) 개념을 승화하고 개변하여 형상의 존재를 구체화한다.

세포의 재인식으로 전통중의 이론과 현대의학 이론을 결합하여 세포는 중의와 현대의학의 이론 결합점이라 한다.

"탄토"(吞吐)는 세포의 기본기능이며 전통중의의 소화흡수개념과 결합하여 인체공간의학은 더 깊은 연구를 통하여 재해석하였다.

"소"(消)는 세포 내의 물질운동, 변화, 마찰이며(그림1 참조), 물질이 마찰과정에서 굵은 것이 정밀하게 만들고 세포 내에서 세포 외로 발사하여 물질이 에너지로 바뀌는 것을

"화"(化)라 한다.(그림2 참조)

"흡"(吸)은 세포의 흡수기능, 즉 세포 외의 에너지가 세포 내로 전환되고(그림3 참조) 세포 외의 에너지가 세포 내로 들어와 세포 내 물질로 바뀌는 것을 "수"(收)라 한다.(그림4 참조)

만약 세포확장이 과도하면 물질이 과다하게 세포 내에 남게 되어 세포외 에너지로 전환되지 못하며, 세포가 과다한 수축으로 에너지가 과도하게 세포외에 남게 되어 세포 내 물질전환을 순조롭게 이루지 못한다.

세포와 세포 간에 공간이 존재하고 에너지의 (적취, 유통, 혼합, 변화)가 모두 공간에서 발생하기에 메시지의 소통과 교환도 공간에서 진행된다. 에너지운동은 생명물질활력의 조절 센터이므로 체내 에너지의 유통 중에 서로 부딪치고 상호 추동으로 세포의 소화 흡수를 가속화하여 새로운 물질을 촉진시키며 기본원소의 구성되는 것이 생물진화의 결속이다. 이는 세포의 구성을 진화시킬 뿐 아니라 세포 간의 상호배합, 연계, 조절을 업그레이드 하였다.

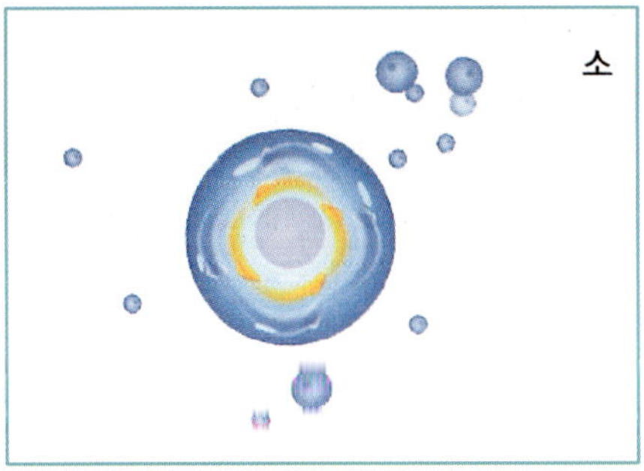

그림 1

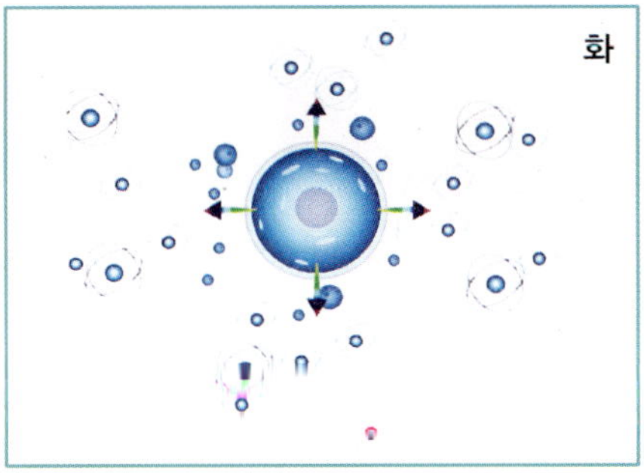

그림 2

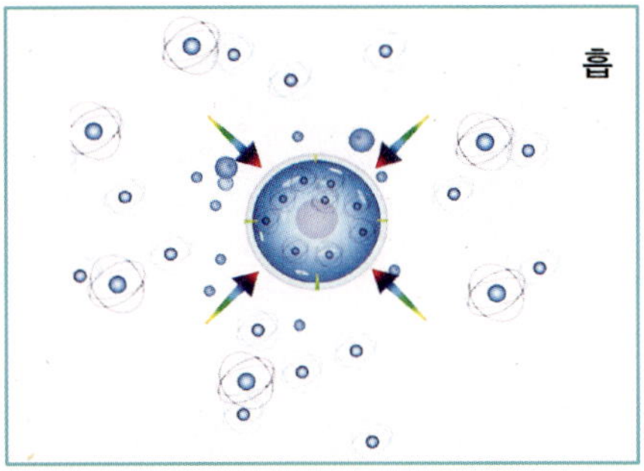

그림 3

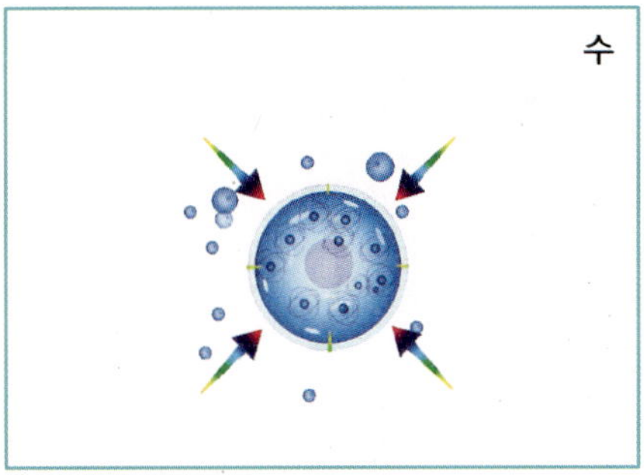

그림 4

2. 공간

우주공간은 넓디넓기에 사람들에게 신비감을 주며 보기에 아무것도 없지만 실제로는 만상을 포함시키며 없는 것 없다. 인체공간도 마찬가지다. 현대의학에서 실체 부분만 중시하며 인체 내부를 분석하여 세포의 기본구성의 깊이를 알아냈지만 인체공간의 존재는 의식하지 못했다.

인체 내부공간은 세포와 세포, 장부와 장부, 계통과 계통 사이에 존재한다. 이는 실제 물질과 그 속에 존재하는 공간, 이 양자는 떼어놓을 수 없는 사이다. 우주공간의 만물의 상생과 변화의 기본이며 인체공간은 인체 내 소우주의 만상의 기본이다.

"생, 장, 화, 수, 장"(生, 長, 化, 收, 臟)의 기초이고 인체공간은 형체물질이 상호 에너지 전달의 매체이며 인체 내의 에너지교환의 교량이고 인체 메시지 소송의 통로이다.

인체공간이 우주공간과 같음으로 거대한 에너지를 품고 있기에 인체의 에너지도 무궁무진하다. 인체공간이 가지고 있는 에너지는 경락 중 운동하는 에너지보다 훨씬 많은 것을 알았다. 인체공간에너지는 생명활동의 근본이며 공간에 에너지가 존재하면 사람이 생명이 있고, 에너지의 순서대로 운동하면 신체가 건강해진다.

인체공간에너지물질의 운동이 세포, 세포군, 장부의 기능변화를 일으킨다.

인체공간의 에너지 운행은 직접 인체 각 부위, 각 세포군 기능정상화 운동에 관계한다.

인체공간에너지 물질이 외조구역과 외계 제요소의 결합으로 에너지교환, 물질개변을 완성하기에 "천인합일"(天人合一)이라 한다.

3. 에너지

우주공간에서 에너지의 운동변화로 바람, 비 번개, 전기를 형성하며, 지구 내 공간의 에너지 변화로 천지개벽을 조성하고, 인체 공간에너지의 변화는 인체중의 "육음"(六淫: 풍, 한, 소, 습, 조, 화)을 형성한다. 에너지는 인체공간의 독특한 속성의 물질이다.

1) 에너지의 기본개념

에너지는 세계를 구성하는 극히 기본적인 물질이다. 우주만물도 에너지변화로 생산된다. 물질변화로 에너지가 생산되며 물질은 에너지의 본체이다. 에너지는 물질변화의 "정화"(精华)이며 물질의 또 다른 표현형식이다. 에너지가 공간에 떠돌며 간섭받지 않고 활동하며 다른 에너지를 만나 변화를 가져온다. 에너지는 끝없이 활동한다. 에너지의 모이고 흩어시며, 변화, 재변화하는 것이 만물상생의 근원이다.

인체공간의 에너지는 세포가 운동과정에서 인체공간의 정미물질에 발사하는데 그 활력이 아주 강하며 인체의 생명활동을 유지한다.

인체 각 부위의 세포생리반응은 에너지운동의 결과이다. 인체 에너지의 세밀한 정도는 인체 내의 변화에 기초하며 질병형성을 판단하는 표준으로 삼는다. 비록 현대과학기계로 그의 존재를 관측하지 못하지만 인체공간 확실히 떠돌아다닌다. 그의 존재가 에너지장의 존재를 결정한다.

인체공간 에너지는 현대 의학에서 말하는 에너지 개념과 다르지만 중의의 "기"(气)와는 비슷하다.

2) 에너지의 성질

(1) 객관존재성

인체의 에너지는 인체 각 부위에 존재한다.

인체 각 부위의 에너지의 이름도 다르다.

"원진능량"(元眞能量: 원진에너지), "전중능량"(膻中能量: 전중에너지), "선천중량"(先天能量: 선천에너지), "후천중량"(后天能量) 등등으로 분류된다. 사람은 "정"(精: 정신)이 먼저 형성되고 다음 뇌수가 형성된다. "양"(阳)이 "기"(气)가 되고 "음"(阴)이 형체를 형성하며 세포운동이 에너지를 생산한다. 인체의 선천적 에너지는 정화 에너지인데 모체에서 오며 후천의 음식과 호흡에서 얻는 것이 아니다. 중의의 "진기"(真气)가 에너지이다.

인체 5장6부의 에너지는 각자 모이는 곳이 있다. 각 부위 에너지는 "기문"(期门)혈에 모이는데 명치 아래로 가로질러 유문관으로 나가 심장의 심력에 도움을 준다. "박하"(薄荷)는 간세포를 열고, "시호"(柴胡)는 기문혈을 열며, "오적골"(乌贼骨: 오징어의 등쪽 껍질 밑에 들어 있는 뼈 모양으로 된 석회질 덩이를 이르는 말. 상처의 피를 멎게 하는 데에 쓴다.)은 에너지를 유문에 안내며 "생맥아"(生麦芽)는 가슴의 엉킴을 흩어지게 하는 데 도움을 준다.

폐 구역세포의 에너지는 "중부"(中府)에 모여서 "운문"(云门)을 지나 태양에 도착하여 등 부위에서 흩어진다.

비장 주변의 에너지는 "장문"(章门)에 모이고, 신장구역의 세포에너지는 "경문"(京门)혈에 모이며, 심장구역의 에너지는 "거궐"(巨阙)혈에 모인다.

(2) 운동성

인체공간의 에너지는 쉬지 않고 운동, 변화한다. 동시에 고립존재하지 않고 서로 혼합, 변화를 일으키며 서로 부딪친다. 자연계에서 대지의 에너지는 올라가고 하늘의 에너지는 내려오듯이 인체 내 "회음구역"(会阴区域)을 대지라 하기에 에너지가 위로 오르고, 폐 부위를 하늘로 볼 때 이 에너지는 하강한다.

에너지의 운동은 서로 밀어주는 특징이 있다.

인체공간의 에너지는 압력, 농도가 높은 부위에서 농도가 얕은 곳으로 운동한다. 인체 내부 에너지 전달하는 것은 두 가지인데 하나는 경락이고, 두 번째는 세포 간의 공간이다. 일체 물질은 완벽한 실체가 아니고 일정한 공간이 있다. 인체에너지가 공간 중에서 운행하는 방식은 인체의 공전과 자전으로 운행하는데 에너지운동이 순환을 쉬지 않고 반복한다.

인체 에너지의 기본 운동 형식은 "승, 강, 출, 입"(升, 降, 出, 入)이다. "승강"(升降)은 에너지의 상하운동이고, "출입"(出入)은 에너지가 세포 내와 세포 외의 운동이며 인체와 자연공간 에너지 교환이다.

상하운동은 5장 세포군의 에너지운동이 아래에서 위로, 6부세포군의 에너지운동은 위에서 아래로, 그러기에 5장세포군의 에너지운동이 있기에 6부세포군의 노폐물이 하강한다. 즉, "청승탁강"(清升浊降), "기화생"(气化生), "삼초통"(三焦通: 삼초가 통한다).

군체 에너지 운동의 효능은 "미즉생"(微则生: 미세하면 살고) "항즉해"(亢则害: 지나치면 해가 되며) "소화생능량"(少火生能量: 작은 화는 에너지를 생산하고) "장화산능량"(壮火散能量: 큰 화는 에너지를 흩어지게 한다)

세포본체의 운동은 세포의 에너지 운동의 영향을 받으며 각 장부 에너지의 운동은 모두 공전운동의 영향을 받는다.

(3) 이타성(利他性)

인체세포가 운동할 때 발사한 에너지는 본체에 사용되는 것이 아니고 기타 세포군에게 사용되고 정미물질은 변화되고 혼합된 에너지이다. 인체의 5장기능지역과 본체는 같은 위치에 있지 않기에 에너지의 이타성이 설명되며 본체 활동에 영향을 주는 것은 본체 에너지가 조성되는 것이다. 예를 들면 "신"(肾: 신장)을 전중구역으로 구분되는 것은 신장이 하초에 있고 기능은 중초에 있다.

"간"(肝: 간장)은 우측에 있지만 기능은 좌측에 있으며, "비"(脾: 비장)은 중좌측에 있지만 기능은 전중혈에 있으며, "심"(心: 심장)은 위쪽에 있지만 "좌심"(左心: 좌심실)의 기능은 아래에 있고, "우심"(右心: 우심실) 기능은 "두"(头: 머리)부에 있으며, 두부의 에너지는 대추혈로 나가고, "폐"(肺)는 상초에 있지만 그 기능은 태양에 있고, "위"(胃)는 중초에 있지만 그 기능은 하초에 있다.

➜ memo

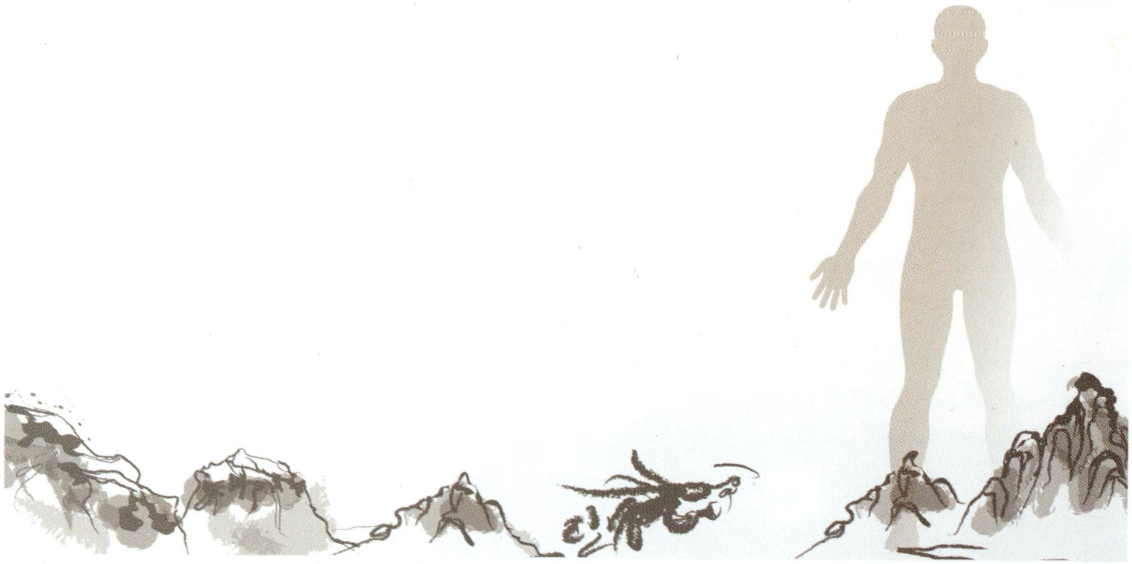

제3장

인체의 4대공간과 8대통로

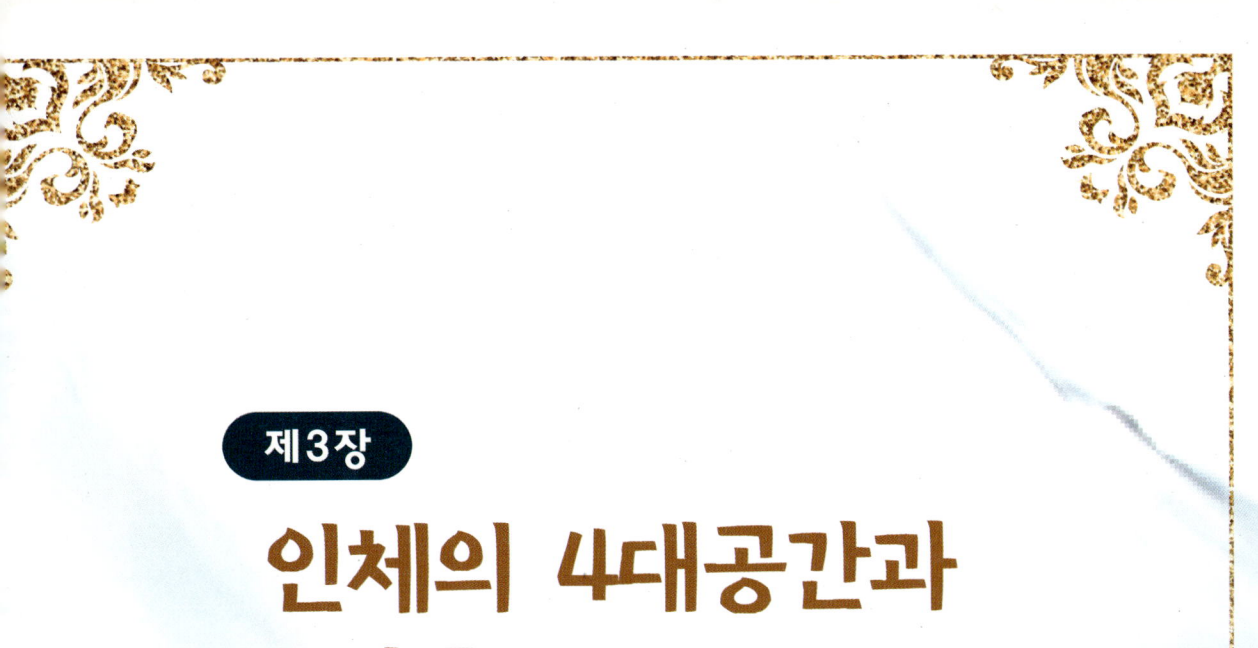

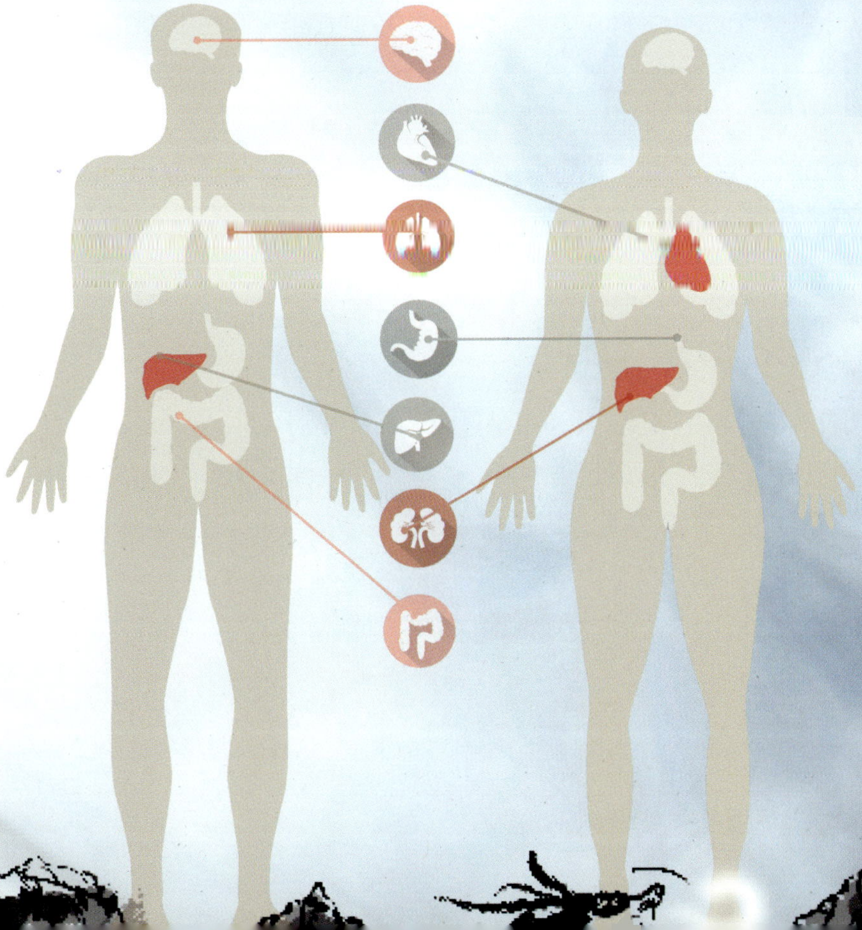

胞转胞, 能量生焉, 物质出胞, 精华乃成,

精华入胞, 营气生焉, 出胞为神, 精微物质至精焉。

"세포가 세포로 전환되면 에너지가 생성되고, 물질이 세포에서 나오면 정화가 이루어진다.

정화가 세포에 들어오면 영기가 생성되고 세포에서 나오는 것이 신이며 정미물의 정이로다."

인체공간의학에서 볼 때 생리, 병리는 인체기능과 연관된다. 인체의 정상기능은 생리이며 비정상적의 기능은 병리이다. 임상에서 흔히 보이는 질병과 다발성질병은 인체기능과 연관되는데 특히 고질환과 악질환도 인체기능에서 보아야 한다.

인체공간의학에서 세포 내와 세포 외의 물질과 에너지 전환을 강조한다. 세포에 세포로 전환하면 에너지가 생산되고, 물질이 세포에서 나오면 정화가 완성되며, 정화가 세포로 들어가면 "영기"(营气)가 생산되고, 세포에서 나오면 신이고 정미물질이 "정"(精)으로 전환된다.

이것이 인체 내부의 정상생리이다. 물질이 세포에서 나와야 되는데 나오지 못하면 질병이 되고, "정수"(精髓)가 세포로 들어가야 되는데 들어가지 못하면 질병이 발생한다.

세포에서 나와야 되는데 나오지 못하면 "적"(积)이라 하고 들어가야 되는데 들어가지 못하면 "취"(聚)라 한다. 적취는 질병의 원인이다. "적"(积)은 세포 내의 변화이고, "취"(聚)는 공간의 문제로 인체의 병리이다.

1. 인체의 4대공간 (그림5 참조)

인체공간의학이 연구하는 것은 어느 장부의 생리기능이 아니고 장부소재구역의 생리기능이며 장부주변의 공간과 "점"(点), "면"(面)의 변화이다. 그러기에 인체공간의학이 제출하는 "포내포"(胞内胞), "포외포"(胞外胞). 대포가 소포를 에워싸는 포포이론이다.

인체의 각 세포는 각자의 일정한 공간을 가지고 있기에 어떠한 세포는 완전실체가 아니고 공간이 존재한다. 이 공간이 있기에 인체물질, 에너지의 운동, 변화할 기회와 장소가 있다.

인체 내부에 공간이 존재하기에 인체를 4대공간으로 분류하는데, 즉 상초, 중초, 하초, 외초로 나뉜다.

4초 각자는 형태, 대소, 성질, 기능이 서로 다른 장부 구역이 있다. 4대공간의 분류는 인체 생리에 인식을 재인식하고 장부, 경락, 혈자리에 따른 옛 인식각도에서 인체를 인식하던 것을 실체와 공간의 유기결합으로 인식한다.

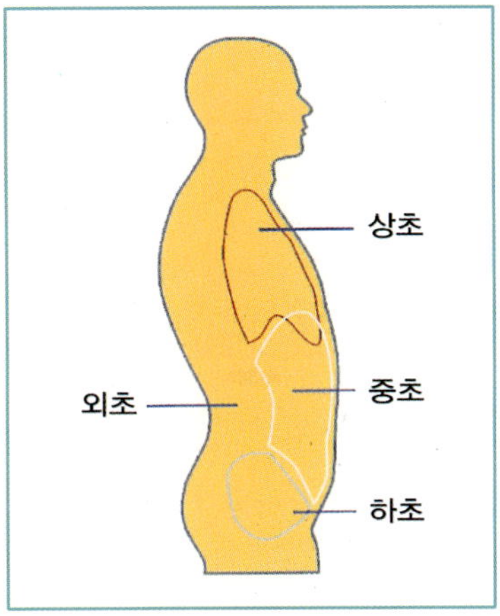

그림 5 인체4대공간

1) 인체 상초

- 위치: 인체 횡경막 윗부분
- 구역별: 폐 구역, 심장 구역과 "두"(头) 부위
- 작용: 상초는 하늘이다.

상초는 인체 내부에서 마치 하늘이며 인체에서 제일 중요한 공간이다. 상초는 깨끗하여야만 되고 혼탁하여서는 안 된다. 상초가 깨끗하여야 에너지유통이 원활하고, 상초가 혼탁하면 에너지 농도가 높고 압력이 높아 상초의 폐, 심장, 머리 부위의 세포운동이 실조되어 중, 하초 에너지운동에 영향을 미쳐 중, 하초 장부세포군의 운동실조를 초래한다.

"내경"(内经)에서 "상초는 안개와 같음이다." 안개가 깨끗하면 에너지가 유통이 되고 어둡거나 농도가 탁하면 압력이 높아진다. 에너지가 아래로 내려가면 원활하고 그 하행노선의 중심은 임맥이고 양측은 소양이며 등 부위 척추내막 양측의 공간 도로이다. 에너지가 견갑골을 넘어 외초 구역의 운동은 상초가 깨끗함이 보장이다.

상초 에너지운행노선의 발견은 중의의 "폐금생신수"(肺金生腎水) 논술의 재해석이다.

상초는 심장과 폐가 있다. 상초공간이 깨끗하면 폐부위의 열림과 닫음이 크고 심장의 수축력이 증가되며 운동폭이 크고 인체기혈의 원활소통으로 신체가 건강하다. 그렇지 못하면 질병이 발생된다.

인체의 상초는 압축식 운동을 한다. 상초는 인체의 중심기운이 모인 곳이기에 체내의 에너지물질과 폐장이 흡입한 자연계의 정기와 결합하며 위로 보내 인후를 통과하여 호흡을 돕고 심장에게 추동력을 형성시켜 혈액순환을 돕는다. 폐는 지붕이기에 폐가 깨끗하면 깨끗한 기가 유통되고 폐가 탁하면 질병이 생긴다. 그러기에 중의에서 기는 혈의 총수라 한다.

2) 인체중초

- 위치: 횡경막 이하 배꼽 위 상복부
- 구역별: 간, 담 구역, 비장, 위 구역
- 작용: 중초는 사람이다.

중초는 음식물을 노화시키고 에너지를 전환하는 장소이며, 인체에 필요한 물질과 정미물질을 생산하는 장소이다. 중초에너지가 위로 올라가 우측으로 회로하면 정상이고 에너지가 공간을 통하여 등 어깨를 넘어 올라간다. 이 물질이 내려서 내벽으로 타고 내려간다.

중초는 상초와 하초를 연결하는 통로이기에 하초에너지를 위로 오르게 하는 통로이다.

만약 중초에너지 농도가 높고 압력이 높아 순리롭게 위로 오르지 못하면 위병, 간병, 당뇨병 등을 초래한다.

중초장부의 세포군들이 서로 "횡향"(横向)충격하면 소화에 동력이 생겨 혈액의 회로를 가속화하기에 중의에서 "비통혈"(脾统血), "간장혈"(肝藏血)이란 말이 있으며 인체의 영기의 시초는 중초이다.

중초의 에너지가 위로 운행하여 상초 구역에 충격을 주기에 중의에서는 비장의 정기가 전중에서 흩어진다고 한다.

3) 인체하초

- 위치: 위아래 방광까지
- 구역별: 신장 구역, 복강 구역
- 작용: 하초는 땅이다.

하초는 인체에너지를 생산하는 공장이고 에너지 운동을 변화하는 동력소재지이다.

하초에너지는 마치 화산이 폭발하듯이 중초의 에너지에 충격을 주고 추동역할을 한다.

명문혈은 에너지의 근거지이기에 하초에너지를 온몸에 관통시킨다.

중의에서는 "위기"(卫气)라 한다.

4) 인체외초(태양구역)

- 위치: 척추, 등 부위 안쪽과 5장 6부 사이의 대공간이다. 등 부위 공간과 허리 부위 공간을 포함하는데 후초라기도 하고 태양구라고도 한다. 중의의 태양경과 구별되지만 연계도 된다. 태양구는 태양경의 족태양방광경을 가르킨다.
- 작용: 외초는 "하늘 밖 하늘"이다.

외초는 인체에너지운동변화의 총조절 장소이며 에너지의 공전과 자전의 조절통로이며 외초 공간은 온몸에 에너지를 운행하는 5장6부 동력의 근원이다. 호흡을 빌어 운행하고 신장 구역의 노궁으로 운동하며 "후천지본"(后天之本)이다.

5) 4초의 관계(그림6 참조)

인체 에너지는 4초 사이에서 협조하며 운동하는데 외초는 삼초를 통솔하는 관계인데 삼초는 마치 인체 내부의 "천, 지 인"(天, 地, 人)이고, 외초는 "천외천"(天外天)이다. 외초는 인체에너지의 총 센터이며 지휘기관이고 직접 각 세포, 각 장부 세포군들의 공간에너지의 압력과 연관된다.

외초는 삼초를 통솔하기에 외초가 통하면 삼초도 통한다. 외초 공간은 항상 맑고 조용하고 깨끗하여야 4초 간의 에너지가 정상 운행된다.

5장6부 반응구가 모두 외초에 있기에 5장 6부의 세포군의 에너지운동이 외초와 연관된다.

외초가 창통하여야 그 에너지가 5장6부 세포군의 에너지가 서로 혼합, 변화시켜 새로운

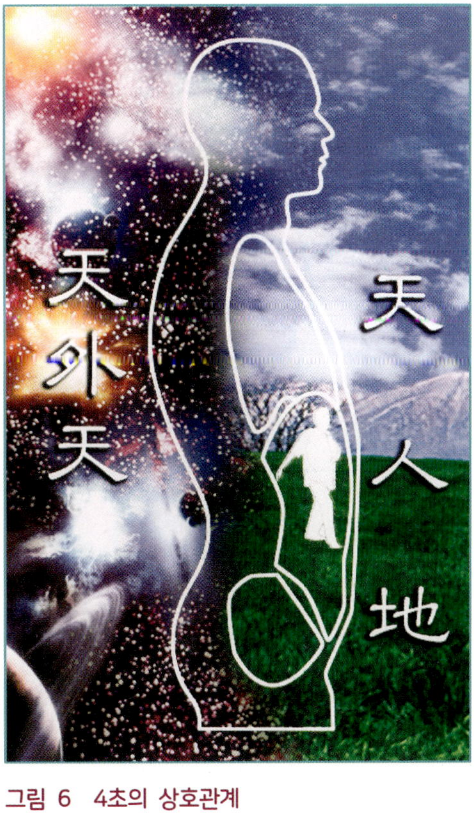

그림 6 4초의 상호관계

에너지 물질을 생산하여 다시 각 장부로 운송되어 5장6부의 정상기능을 보장한다. 만약 외초 공간 에너지가 어혈이거나 지체되면 인체 에너지의 총 운행에 영향을 주고 5장6부의 에너지 변화에 영향을 주기에 일체 질병의 근원이 외초에 있다. 외초를 제때에 정리 창통하지 못하면 인체 각 부위의 기능이 정상 운행되지 못한다.

2. 인체공간의 8大 통로

인체는 8대 통로가 있는데 체내에서 에너지가 위를 통하고 아래로 전달하는 작용을 하고 밖에서는 자연계와 에너지의 교체와 갱신을 진행하기에 인체의 변화는 시시각각으로 자연계의 변화와 연관된다.

인체의 4개 안쪽 통로는 삼초에너지를 사지에 통하는 통로인데 위에서 좌우 견갑골 아래 옴폭한 곳의 공간은 에너지가 사지 통로로 통하고, 좌우 사타구니 옴폭한 곳의 공간은 하지로 통한다.

인체 4대 바깥 통로는 인체 내부 에너지와 외계 간에 통하는 궤도이기에 외초에너지를 수출하는 도로이다. 위로는 좌우 견갑골 사이이고, 아래로는 양쪽 사타구니 사이 골격상이이다. 인체공간의 8대 통로가 창통이 보장시 에너지 운행이 순리롭다.

안쪽 통로 공간이 없으면 삼초에너지가 어혈이며 막힌다. 바깥쪽 통로 공간이 없으면 인체와 외계에너지 교환에 지장을 준다.

윗부분 통로가 막히면 심장, 폐 부위의 질병을 초래하고, 아랫부분 에너지가 불통하면 신장과 골격질환을 초래한다. 상지가 무겁고 통증이며 부으면 비워야 할 공간이 막힘에 "쌍화등"(双花藤), "향부"(香附: 향부자)로 해제하고, 가슴이 답답하고 압력이 있을 때 "석창포"(石菖蒲) "야교등"(夜交藤)의 힘으로 내린다.

하지가 무겁고 통증이며 부었을 때는 비워져야 공간이 막혀 오르고 내리는 기능실조이기에 "향부"(香附: 향부자) "백출"(白术)로 조리한다. 무력으로 오르지 못할 때 밀고 올리는데 "황기"(黄芪)가 밀고 "길경"(桔梗: 도라지)이 올리며, 에너지를 제조하려면 "자석영"(紫石英: 자수정), "강활"(羌活)로 한다.

8대통로는 시시각각 소통되어야 신체건강하고 장수무강한다.

제4장

인체공간의 에너지 운용

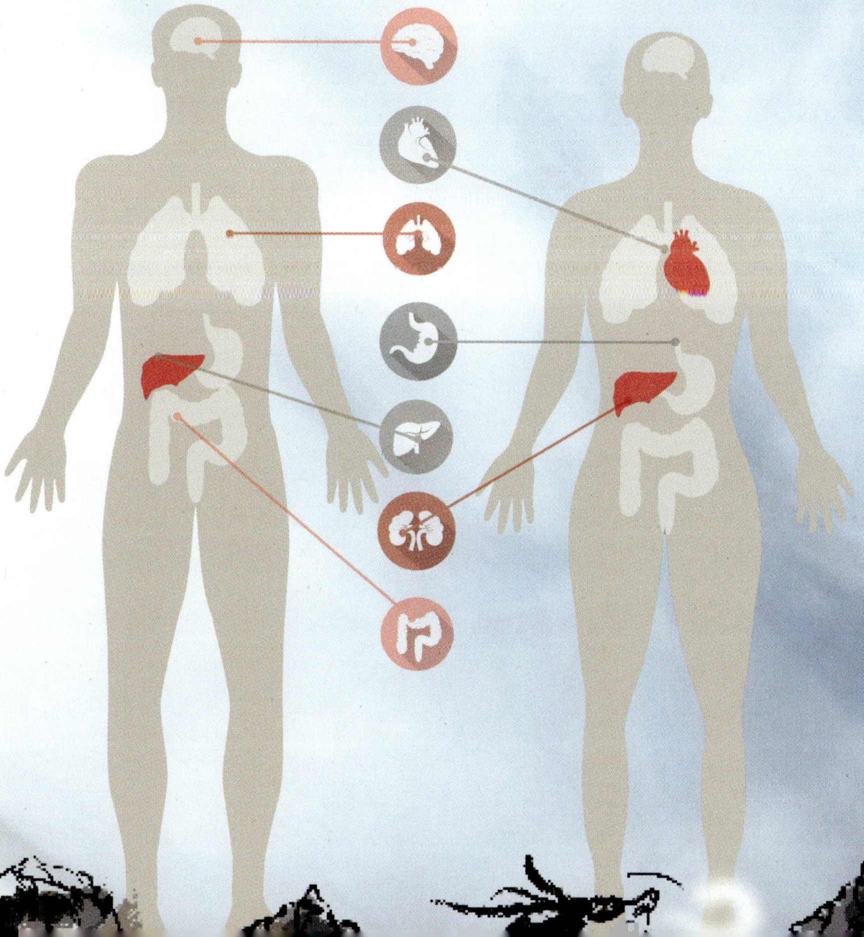

明心见性 皆自在空 大道至简 天人合一
"마음이 밝은 사람은 모두 자유자재로 텅 비고,
대도는 지극히 단순하지만 하늘과 사람이 하나가 된다."

1. 인체공간의 "오행" 운행(그림7, 8 참조)

인체공간의학에서 인식하기를 중의의 5행학설이 존재하는 것은 인체 5장에너지의 대명사이다.

5장의 형태, 위치, 생리기능이 서로 다르기에 상생상극이 형성되어 변동 중에 에너지 생산과 변화과정을 완성하였다.

5장의 에너지운행이 정체성을 구비할 뿐만 아니라 연쇄반응이 일어난다. 우선 신장 구역의 세포군단이 발사한 에너지가 위로 운행하는데 비장과 위 구역의 세포군이 발사한 에너지는 압력과 저지를 받아 양측으로 이동되고, 신장 구역의 세포군이 발사한 에너지는 비장, 위 구역의 세포군이 발사한 에너지가 공간에서 만나 교합하여 에너지 성질을 개변시켜 신장구역 세포군의 발사한 에너지 변화와 비장, 위 구역 세포군이 발사한 에너지를 다른 에너지로 만든다. 이 새로운 에너지가 양측으로 이동하면서 운동 과정을 통해 에너지 변화를 이루어 압력과 강도를 더욱 업그레이드하여 간장구역 세포군의 운동을 추동시킨다.

전통중의의 "수"(水) "생"(生) "목"(木)에서 생자는 어머니이고 그 반대로 아버지이다.

수생목(水生木) 과정에서 "수"는 "모"(母)이고 "목"은 "자"(子)이며 "토"는 "부"(父)이다. 만약 신장 구역 세포군에서 발산된 에너지가 비장 구역 세포군이 발산된 에너지 저항을 받지 못하면 간장 구역 세포군의 운동, 추동이 이루지 못한다.

그러기에 "토"(土)의 억제하에 에너지가 변화를 가져와 충격력을 생산하여야 "목"(木)을 생성한다. 간장 구역 세포군이 발산한 에너지가 위로 이동하는데 폐 구역 세포군이 발산한 에너지의 저항을 받아 "격하"(膈下) 공간에서 좌측으로 운동한다. 이 운동 과정에서 간장구역 세포군 에너지와 폐 구역 세포군의 에너지가 변화하여 농도, 압력이 더욱 강화되어 새로운 에너지가 격하 공간에서 심장 구역 아래로 내려와 심장 구역에 추동력 작용을 한다. 그러기에 "목생화"(木生火)란 논리인데 이 운동 과정에서 "木"(목)이 "金"(금)의 억제를 받는다.

심장 구역 세포군이 발산한 에너지가 아래로 운행하는데 신장 구역 세포군이 위로 발산한 에너지의 압력을 받기에 "수"(水)극 "화"(火)라 하고 이 농도와 압력이 변화를 이루어 성질도 변화되면서 비장 구역에 추동작용을 한다. 그러기에 "화생토"(火生土)라 한다.

비장 구역의 세포군이 발산한 에너지가 간장 구역의 세포군이 발산한 에너지의 억제를 받기에 "목"(木) "극"(克) "토"(土)라 하는데 새로운 에너지가 생산되어 이 에너지가 횡격막을 지나 위로 올라 폐 구역의 세포군의 운동을 추동하며, 폐 구역 세포군의 운동동력을 강화하기에 "토생금"(土生金)이라 한다. 폐 구역 세포군이 발산한 에너지가 새로운 에너지를 생산하며 어깨를 넘어 뒤로 운행하여 외초공간에 들어간다. 에너지가 신장 구역 세포군에 충격을 주어 신장 구역 세포군의 에너지의 환경을 개선하기에 폐"금"(金)이 신장"수"(水)를 생산하며 이 과정에서 "금"(金)이 "화"(火)의 억제를 받는다. 에너지가 인체 5장 사이에서 운동하며 서로 자극, 충동하고 쉬지 않고 흐르는 것이 5행의 운행이다.

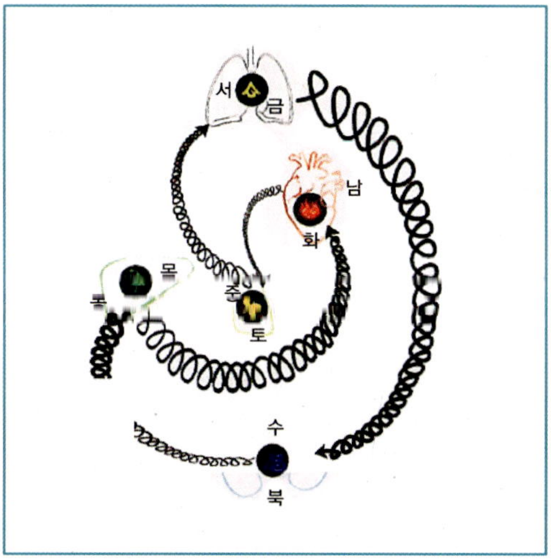

그림 7 오행상생

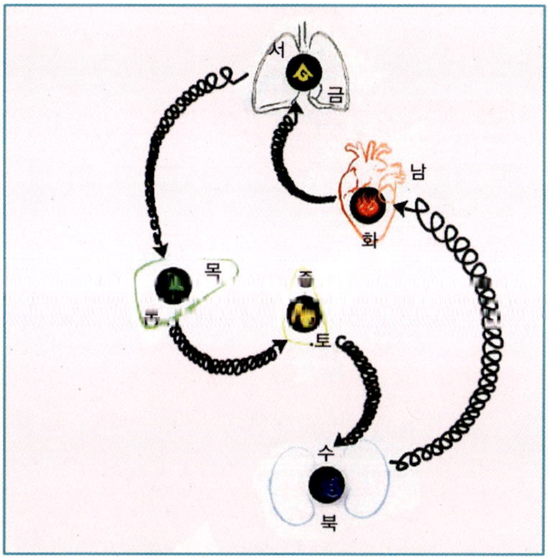

그림 8 오행상극

2. 인체공간의 자전과 공전

인체는 에너지운동의 순환계통이다. 자전과 공전 두 가지로 나뉜다.(그림9, 10 참조)

자전이란? 인체의 매개세포들은 세포 내 물질과 세포 외 에너지를 상호전환 시킨다. 이 전환과정에서 운행은 일정한 규율이 있다. 좌측에서 우측으로 세포본체를 돌아 운행하는 것을 횡향수평면 운행이다. 이 에너지 운행을 자전이라 한다. 인체의 장부는 세포로 구성되었기에 장부의 에너지도 장부 본체에서 돌면서 좌향우 운행한다.

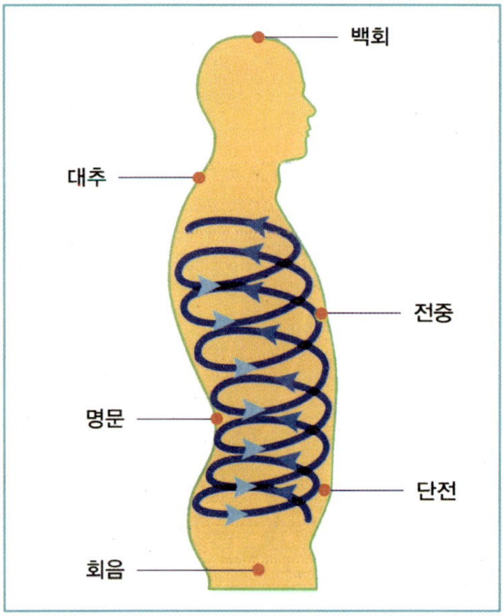

그림 9 자전

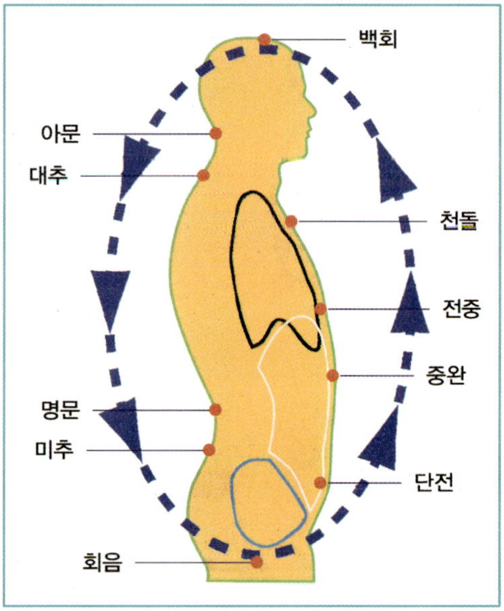

그림 10 공전

공전이란? 인체 내 에너지의 고도집중하여 통일운행하는데 인체 내의 모든 자전의 운행은 4대공간에 통한다.

중의의 혈자리 표시할 때 공전의 운행노선은 다음과 같다.

에너지가 회음혈에서 위로 올라 단전, 중완, 전중, 천돌을 지나 백회로 도착하여 뒤로 하행하여 아문, 대추, 명문, 미골을 지나 회음혈에 도착하고, 다시 반복으로 순환한다. 공전은 인체의 여러 경락을 지나고 "사대해"[1](四大海)를 관통한다. 에너지가 혈해, 수해, 기해, "수곡"(水谷)지해에 모여 교합, 혼합, "이화"(异化)를 진행하여 새로운 에너

1) 사대해: 혈해, 수해, 기해, 수곡지해

지를 만든다.

공전노선과 서로 교차되는 교차점은 인체 에너지 횡향과 종향운동의 교차점이고 에너지가 모이는 곳이며 경맥과 락맥의 에너지가 전환하는 곳으로 공전과 자전을 조절하는 곳이다. 그러기에 공전은 운행과정에서 장부의 충족함과 모자람을 조절하고 인체의 음양을 종합성조정을 진행한다.

중의에서 임맥과 독맥이 있는데 임맥은 여러 음경이 모이는 곳이고 독맥은 양경이 모이는 곳이기에 음경의 총지휘, 총조절 기관은 임맥이고, 양경의 총지휘, 총조절 기관은 독맥이다.

임맥과 독맥은 공전으로 조절한다. 공전은 중의의 임맥, 독맥과 연계도 있지만 구별이 있다.

① 임맥과 독맥은 두개 경맥이지만 공전으로 임맥과 독맥의 소통을 더 잘 통하게 하였다.

② 중의에서는 임맥의 에너지는 하행하고, 독맥의 에너지는 상행하는데 공전에서는 임맥에너지는 상행하고 독맥의 에너지는 하행한다.

③ 공전의 노선이 임맥과 독맥보다 넓다.(그림11 참조)

임맥은 중간선이지만 좌우양측 2치(寸)로 넓혔고 독맥에서 중간에서 좌우양측 2치(寸)으로 넓혔다. (즉 척추와 5장6부 사이 공간).

임맥은 음경이 모이는 곳이고 독맥은 양경이 모이는 곳이기에 공전이 임맥과 독맥의 활동을 강화하여 인체의 음경과 양경이 서로 협조하고 통일운행을 진행한다.

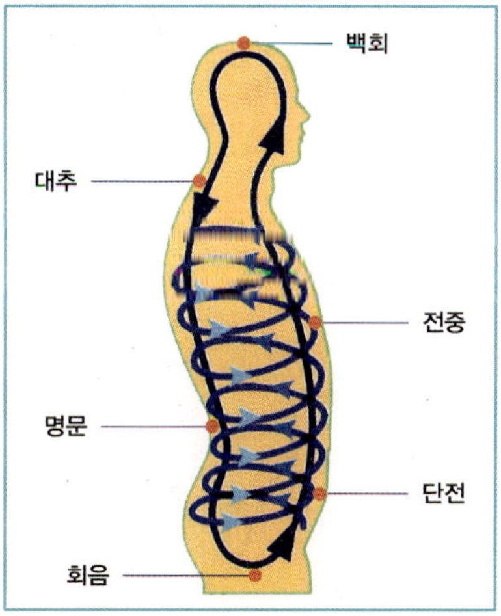

그림 11 공전과 자전

인체 내부 에너지의 공전과 자전을 인체의 대, 소순환과 비슷한 점이 있다.

인체의 순환은 소순환이 대순환을 추동하고, 대순환의 운동력의 크고 적음이 소순환의 회로에 밀접한 관계가 있다. 소순환의 회로를 강화하면 대순환의 동력이 강화되기에 회로의 에너지가 대순환의 운동력을 자극, 추동에 도움을 준다.

"좌심실"(左心室)의 혈액수출과 "우심방"(右心房)의 혈액의 회로와 밀접한 관계이기에 혈액회로가 얼마인가에 혈액수출 얼마를 결정한다. 심장우측 공간 에너지의 농도와 압력을 낮추면 우심방의 혈액회로 증대에 도움되고 동시에 소순환의 동력을 증가하여 좌심실 혈액수출을 촉진하며 대순환의 동력을 가강한다.

자전과 공전의 관계가 이렇듯이 자전이 에너지의 회로에 도움주어 공전의 운동력을 강화한다.

바꿔 말하면 자전은 에너지의 회로이고, 공전은 에너지의 수출분포이다. 인체 공간의 에너지 운행이 끊임없이 흐름은 "백천"(百川)이 바다에 들어가듯이 각 세포군이 발사한 에너지가 외초 공간으로 주입되어 미골을 통하여 회음혈(에너지 발생 출발지)로 돌아온다. 공전과 자전이 서로 의존하고 상호 촉진하며 자전이 공전의 운동력을 제공하고 공전이 자전의 운행을 자극하며 이끌어 간다.

임맥과 독맥의 관통하는 접촉점은 공간이다. 임맥계단에서 독맥계단으로 가는 중간이 공간이다. 수련학에서 혀를 상함으로 올려 임맥단에서 발사한 에너지를 독맥단으로 도착시킨다.

독맥단에서 임맥단으로 도착하는 중간에는 공간이 있다. 수련학에서 이르기를 항문을 올리고 회음을 걷어야만 독맥단에서 발사한 에너지가 임맥단으로 도착한다. 임맥과 독맥의 소통을 위하여 임의적으로 임맥단 말단의 압력을 낮추어야만 임맥단의 에너지가 순리롭게 독맥단에 도착한다.

같은 이론으로 독맥단 말단의 압력을 높이고 임맥기점의 압력은 낮춘다.

3. 에너지동력계통(그림12 참조)

공전의 노선에 몇 개 동력점이 있는데 인체 에너지 동력점의 작용하에서 공전노선이 왕복으로 순환 운행한다. 이 동력점 구역의 에너지가 문제점이 발생할 때 우리 몸에 질병이 도진다.

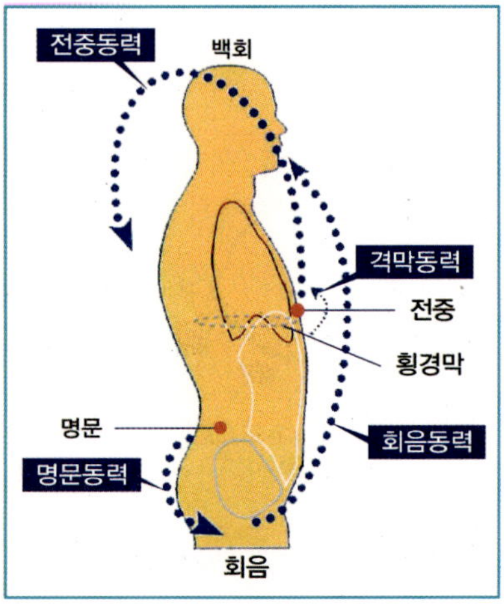

그림 12 인체동력계통

1) 회음동력

인체공간의학에서 회음동력은 임맥과 독맥이 교차되는 곳이기에 이 에너지는 전신의 동력의 근원이다. 중의에서 회음 구역은 원기가 존재하는 곳이기에 회음 구역 동력은 맑으면 오르고 탁하면 내린다는 논리에 기초한다.

회음 구역의 에너지 원원은 선천적으로 배꼽을 통로로 하고 모친이 영양을 주며 후천은 태양 구역을 통로로 하여 호흡으로 양생한다. 항문을 올리고 회음을 수축하는 목적은 회음구역세포가 풀리면서 많은 에너지를 생산한다. 회음 구역의 에너지와 주위 세포군의 에너지 발산과 연관된다. 예를 들면 방광세포군, 전립선세포군 등등이다.

회음구역에너지는 위에서 상술한 각 세포군, 에너지의 총집합의 결과이며 어느 군체 에너지의 증가와 감소가 회음구역에너지의 농도와 압력의 변화에 영향을 준다. 회음 구역의 에너지는 공전 운행의 동력기초이기에 이 에너지 운동이 주위 세포에 압력을 생산하며 에너지 상승의 기초이기에 인체의 각 부위에 에너지를 발사한다. 그러기에 이 부위의 에너지변화와 인체 각 장부 구역 에너지 운동과 연관된다.

만약 이 부위의 에너지가 부족하면 요실금, 전립선증생, 장운동저하, 변비, 산부인과 질병 등을 초래한다.

회음 구역 에너지 상승은 허리 부위와 신장 부위 에너지를 갱신시키는 관건이다.

중의에서 정기는 보하고 사기는 제거한다는 것은 회음 구역의 에너지운동을 증강시키는 것이다. 인삼으로 원기를 보하는 것은 음중에서 양을 구하고 황계는 폐기를 보하는 것은 회음구역의 에너지를 깨우치고 운동을 시킴이다.

2) 격막동력

격막 이하의 모든 장부세포군의 운동은 격막과 연관된다. 만약 격막 이상의 에너지 농도와 압력이 변화가 생기면 경막 이하의 모든 장기가 질병을 초래한다. 그러기에 격막의 압력조절이 격막 이하 질병을 치료하는 관건이다. 예를 들면, 당뇨병, 이선암, 간암, 장암, 자궁암, 직장암 등등이다.

3) 전중동력

전중 구역은 상초에 위치하며 공간에너지의 집생지이며 임맥의 에너지가 출입하는 문이며, "종기"(宗气)가 머무르고 운동하는 곳이다. 전중 구역의 에너지원천은 호흡에서 오는데 물질의 영양보충으로 인체의 "백맥지종"(百脉之宗)이다. 전중 구역은 인체 에너지가 오르고 내리는 곳이기에 항상 소통되어야 맑은 것은 오르고 탁한 것은 내리는 정성상태를 보증한다. 예를 들면 위장은 "실이불만, 만이불실"(实而不满. 满而不实)이어야 하기에 전중구역도 마찬가지이다. 전중 구역의 에너지 압력 농도와 머리 부위의 신진대사와 연관되기에 뇌혈관, 뇌위축, 뇌암을 치료한다. 이상질환을 치료하려면 우선 전중부터 시작하는데 전중의 에너지가 창통하여야만 머리 부위의 신진대사가 정성화된다. 지능개발도 전중 구역과 밀접한 관계가 있기에 우측대뇌를 개발하여야 한다. 만약 전중 구역을 개발하지 않으면 문제해결이 불가능하다.

4) 명문동력

명문은 우리 몸의 양기의 근본이기에 생명활동의 동력이고 남자의 생기, 정자와 여자 포궁의 생식기능에 중요한 영향을 주기에 각 장부의 생리활동에 온화 격발, 추동작용을 하며 음식의 소화, 흡수, 운수와 수액대사 등에 촉진작용을 한다. 중의에서 "기기상월지"(其气上越之: 그 기가 위로 넘는다)는 말이 있는데 이것은 명문동력의 근본의 미이다.

상초에너지가 견갑골을 넘어 등 부위로 운동하려면 등 부위 공간을 통하여 내려가 명문 주변 세포를 충격을 주어 명문과 명문주변의 세포에 활약을 주어 명문의 동력을 증가한다. 중의에서 "금능생수"(金能生水: 금이 수를 생산한다)는 논술이 바로 이것이다. 명문동력이 증가되면 미골과 회음 부위 에너지 압력이 높아져 회음 구역 에너지에 충격을 증가시킨다. 동시에 명문동력의 증강으로 양신장구역의 세포 "개합"(开合)에 도움을 주고 에너지의 횡상운동이 양 옆구리에 충격을 생산한다. 그러기에 중의의 "수목생"(水生木)이란 논술이 있고 간이 부족한 자는 신장을 보하라고 했다. 사람이 병이 생기는 것은 세포 내의 물의 불균형이고 물이 많거나 부족함의 변화이다.

제5장

인체공간의학 병인론

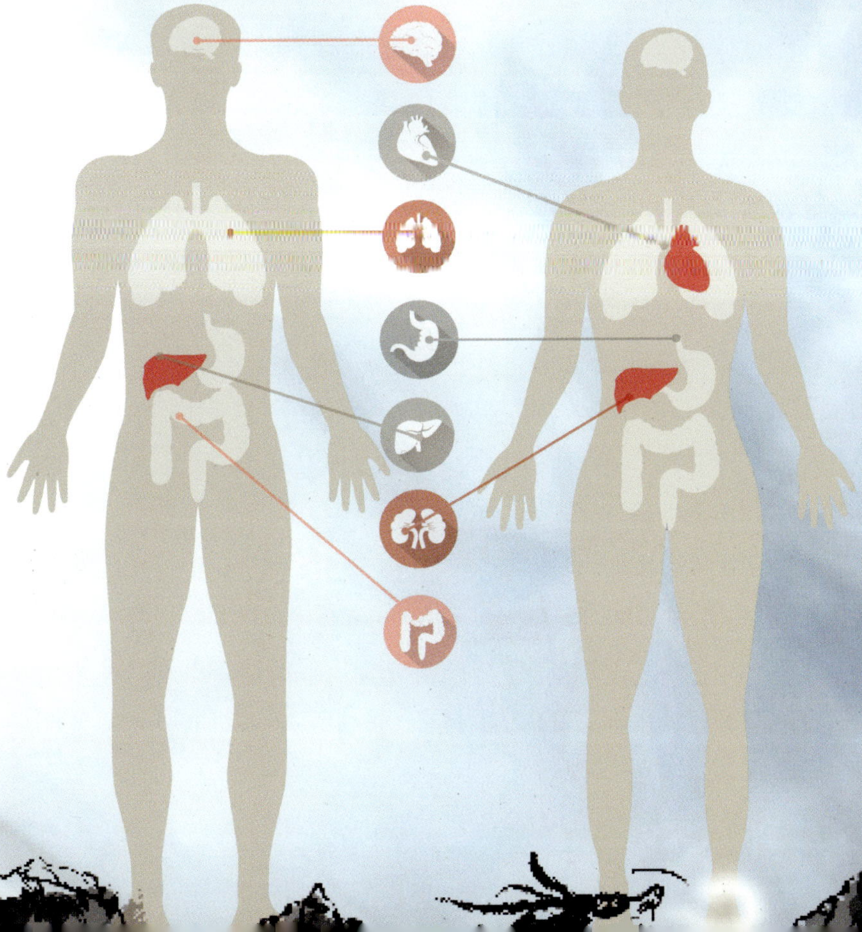

人之为病，无非细胞内外水之不均，无非水之盈缺变化。

故，为医之道，调水而已。

"사람에게 질병이 생기는 이유는 세포 내외의 물의 불균형 때문인데, 물이 많거나 적은 상태의 변화를 조정하는 것이 의사의 도리이다.

1. 유형질병과 무형질병

인체공간의학에서 질병을 유형과 무형으로 나뉜다.

유형질병이란? 여러 가지 증세를 나타내고 의료기계로 검사하여 질병을 확진하고 혹은 증세가 나타나지 않았지만 검사하여 확진하는 질병이다.

무형질병은 여러 증세는 나타나지만 의료기계에 나타나지 않고 혹은 증세도 나타나지 않고 검사하여도 발견되지 않지만 실지적으로 질병이 존재하는 것을 말한다. 유형질병이거나 무형질병은 모두 인체공간 메시지 변화가 발생되어 인체 에너지 운동 부조화로 인체기능이 상실된 것이다.

인체공간의학은 세포의 개합운동 과정에서 공간의 정미물질을 발사하는 것을 에너지라 하는데 이 에너지 개념은 현대의학에서 말하는 에너지와 구별이 있지만 중의에서 말하는 기와 근접된다. 인체공간의학에서 말하는 메시지는 에너지보다 더욱 정밀한 물질이 존재한다. 지금 현대 정밀한 의학기계가 많지만 인체공간 에너지의 존재를 검측하지 못할 뿐만 아니라 인체공간에 메시지가 존재한다는 것을 인식하지 못하고 있다.

전통의학에서 "칠정"(七精)이 질병을 초래한다는 설이 있다. 7정이란? "희, 노, 우, 사, 비, 공, 경"(喜, 怒, 忧, 思, 悲, 恐, 惊)의 7가지 정서변화가 심하면 장부에 영향을 주어 병변을 초래하고 반대로 장부의 병변이 정서변화로 표현된다.

인체공간의학에서 7정이 일으키는 질병은 공간 메시지병의 일종이며 사고 의식과 연관되기에 이 질병을 해결하려면 에너지 소통 외 사고의식을 변화시켜야 하며, 즉 마음의 병은 마음의 약으로 치료하여야 한다.

중의에서 질병의 원인을 내인, 외인으로 구분하고 현대의학에서는 질병원인을 세균, 병독으로 구분한다. 인체공간의학에서는 이상의 원인들을 모두 세포 내외 물질 에너지 전환실패로 발병한다고 본다. 구체적으로 말하면 만약 세포 수축이 과다하면 에너지가 세포 내외 공간에 "적취"(积聚)되어 세포 내 물질로 전환되지 못하고, 만약 세포 확장이 과다하면 세포 내 물질이 과다하게 남게 되어 세포의 에너지로 전환되지 않으며 인체기능상실을 초래한다. 「소문, 평열병론」에서 이르기를 "사기가 모이면 그 기가 필연적으로 허가 된다."

인체가 정상적 건강상태를 보존하려면 인체 내부 에너지 분포가 균형이 잡혀야 한다.

에너지가 충족하여야 모인 것이 흩어지고 쌓인 것이 풀리며, 어혈이 풀리고 열이 한이 되고 습이 제거되며 한이 열로 오고 실증이 사하고 허한 것이 보가 되면서 인체가 건강하게 된다.

의학이 발전하면서 인체의 연구가 더욱 정밀하지만 정체(整体)개념이 박약하여졌다.

인체공간의학에서는 정체개념을 강조하며 넓은 시야를 필요로 하고 모든 부문을 볼 수 있는 안광을 요구하며 개활한 사상을 갖도록 한다. 인체의 메시지를 조절하여 에너지의 운행을 개선하며 에너지가 물질에 충격을 주어 인체기능을 회복시킨다.

인체공간의학의 핵심내용은 에너지 학설이다.

에너지의 논술을 생리, 병리, 진단, 처방과 치료에 접목시킨다. 공전창통(公转畅通)이 인체공간의학의 근본 치료 원칙이며 공간 메시지와 에너지로 질병을 공전창통으로 조정치료한다.

2. 사람과 "물"(水)의 관계

1) 사람과 물(그림13 참조)

중의에 "천인합일"(天人合一: 하늘과 사람이 합일하여야 한다)은 사람과 자연계의 동일성을 가리킨다.

〈내경〉에서 사람과 천지는 상응하고 서로 참여하며 태양과 달도 상응한다고 말한다.

사람은 자연계에서 생활하고 자연계에는 인류가 생존에 필요한 조건이 있으며 자연계의 변화가 필연적으로 직접 혹은 간접적으로 사람의 생리활동에 영향을 준다. 그러기에 사람의 생리활동과 자연환경 사이에 대립적이면서 또 통일적인 정체(整体)관계가 존재한다. 동시에 인류의 생리활동도 외계 환경의 변화에 따라 부단히 조절하여야 한다. 자연은 한 개 대우주이고 인체는 한 개 소우주이다. 인체는 자연계의 농축한 그림자이다. 자연에 태양과 달이 있고 사람은 귀와 눈이 있으며 자연에 강, 하가 있고 사람은 경락이 있으며 지구 본래의 운동은 자전인데 태양을 에워싸고 돌면 공전이다. 인체 내부에도 에너지의 공전과 자전이 존재한다. 자연계가 인체에 영향을 준다.

예를 들면 남자는 초하루를 겁내고, 여자는 보름을 겁낸다. 인체공간의학에선 사람과 자연의 최대 공성은 대자연은 물로 구성되었고 사람도 물로 구성되었다. 지구는 타원형이며 쪽빛의 구체이며 물이 지구표면에 수량이 제일 많은 천연물질인데 지구표면 70% 면적을 차지하고 인체 내부의 물의 함량은 70~80%를 차지한다. 대자연의 변화는 물의 변화이며 사람의 변화도 물의 변화이다. 이것이 사람과 자연이 최대 상응되는 점이다.

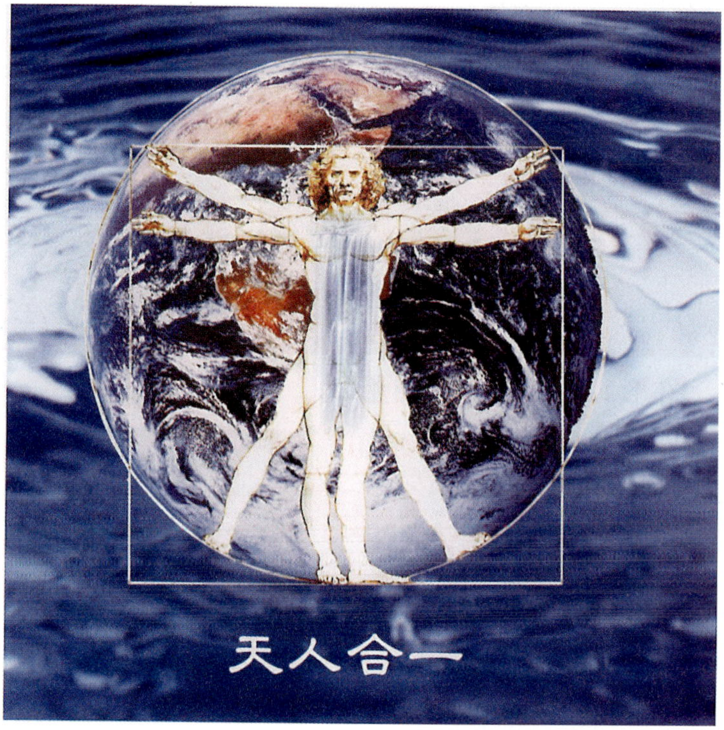

그림 13 천인합일

2) 에너지와 수증기

물질과 에너지는 인체내부에서 물의 형식으로 존재한다. 세포 내 물질은 액체이고 세포외 에너지는 기체이다. 에너지가 수증기 형식으로 존재하는 것이 중의가 말하는 기와 다르다. 여기에서 물의 상호 의존 관계를 강조한다. 자연계의 변화와 물의 변화는 밀접한 연관이 있다. 이슬, 비, 눈, 얼음 등은 형식은 다르지만 실질은 같다. 물은 3가지 형태로 나뉘는데, 즉(고체, 액체, 기체), 자연계에서는 물의 순환이 물의 증발, 수증기 이동, 응결되어 비가 되어 내리는 물의 3가지 형태는 상호 전환되며 기체화는 아주 중요한 과정이다. 인체 내부물질과 에너지가 상호전환과 자연계의 물의 순환이 비슷하다. 세포 내외 물질 에너지의 상호전환은 실질로 물의 액체와 기체 간의 전환이다.

중의의 기는 인체공간의 물의 기체화가 되는 형식이며 세포가 배출한 수증기 상태의 정미물질이고 실질적으로 존재하는 것이고 공허한 것이 아니다.

인체는 각기 다른 세포군의 기능이 상이하지만 기본적인 소화흡수 기능을 수행한다. 정미물질, 즉 에너지를 세포 외로 배출하고 서로 다른 에너지가 공간에서 융합을 진행하고 변화와 혼합을 이루어 더욱 정밀한 에너지를 형성한다. 중의의 기체화는 인체공간의 서로 다른 에너지들의 상호작용이다.

인체 내부에서 물질과 에너지의 상호전환물질의 적취, 혹은 에너지의 적취가 인체에 질병을 초래한다. 세포 내의 수분이 과다하여 세포외 공간의 수증기가 전환되지 못하거나 세포의 공간의 수증기 농도가 과대하여 공간이 탁해지면 수증기가 지체되며 운행에 장애가 오고 이공간의 세포군의 활동에 영향을 주어 인체에 질병을 초래한다. 이점에서 중의, 양의가 질병 원인이 일치한데 세균과 병독이 인체 내부에서 환경에 변화를 가져온 결과이며 인체 내 환경의 변화는 중의의 "육음"(六淫), 즉 "풍, 한, 서, 습, 조, 화"(风, 寒, 署, 湿, 操, 火)인데 6음은 형식이 다르지만 모두 인체공간에서 물의 변화와 밀접한 관계가 있다

3) 질병과 물

태아가 출생 전에 자궁 속에서 생활하는데 물에서 떠나지 않는다. 사람이 병세가 위급할 때 심장쇠퇴, 폐 내 감염으로 나타나는데 모두 물의 변화와 연관된다. 세포 내 물이 쌓이면 혹이 생기고 세포 외에 물이 쌓이면 "산"(疝)이 형성된다.

세포의 수증기가 쌓여서 세포 주위를 에워싸면 암이 형성된다. 혈전도 물의 변화이다. 혈전이 형성되는 부위가 다름으로 질병도 달라진다. 혈전이 심장에 막히면 심근경색이고, 폐를 막으면 폐경색, 동맥을 막으면 동맥혈전이고, 정맥을 막으면 정맥혈전이다. 물의 습기가 음부에 내려가면 음부 질병이고, 관절에 멈추면 관절병변이며, 피부에 침투되면 피

부질환이다. 에이즈는 공간의 물이 너무 질어서 흡수하지 못하여 순환장애에서 온다. 류머티즘, 관절이 붓는 것은 관절 공간의 수분이 세포 내로 들어가지 못하여 생긴다. 역병도 물과 연관된다. 온열이 발생하는 곳은 공기가 유통되지 않은 곳이다. 역병은 두 가지로 분류되는데 첫 번째 고열과 기침이 동반되고, 두 번째는 고열과 설사가 동반된다. 그 원인은 첫 번째 질병에서 폐 부위 공간에 수증기 농도가 너무 높아서이고, 두 번째 증상은 인체 장과 위 공간 수증기 농도가 너무 높음이다.

인체의 4대공간에서 볼 때, 외초 하측 공간 수증기가 너무 탁하면 신장 구역이 상초에너지의 충격을 받지 못하여 상초에너지를 흩어지지 못하고 신장의 기를 가두지 못하며 "금"(金)이 물을 생산하지 못하여 폐암, 식도암 등을 형성시킨다. "설상"(舌象)을 관찰해 보면 설근 부위가 두텁고 찐득하다. 약 처방에서 "백도옹"(白头翁), "계지"(桂枝)를 택하여 외초 하측 공간의 습기, 탁한 것을 내리고 만약 수증기가 횡경막 이상에 정체되면 상초압력이 너무 높아 횡경막 이하 에너지가 횡경막을 넘지 못하면 재채기하고 등 부위가 뻣뻣한 증세가 있다.

혀를 관찰해 보면 혀 앞부분이 볼록하게 올라왔다. 약처방에서 "생맥아"(生麦芽), "계지"(桂枝)를 택하여 상초를 열어 횡경막 이하의 에너지를 넘게 하여 횡경막 이하에 일정한 공간을 구비한다. 만약 수증기가 횡경막 이하의 중초 부위에 지체되면 하초 부위의 에너지가 위로 오르는 운동에 영향을 주어 비장, 위, 간과 복강병변을 초래한다.

혀를 관찰해 보면 혀 중간 부위가 볼록하게 올라왔다. 약처방은 "향부"(香附: 향부자)를 신택하여 중초에너시를 횡격박 위로 올러 선중까시 보낸다. 인체 내부 수분분포가 불균형으로 질병이 형성된다. 만약 액체의 물이 정체되었을 때 갖은 방법으로 물을 흐르게 하여야 한다.

다시 말하면 물질이 적취된 것을 흩어지게 하여 물질 에너지의 상호 전환에 참여시키고, 만약 에너지가 적취되었을 때는 공간 수증기의 습도, 탁함이 과다한 것으로 표현되기에 이것을 흩어지게 하는 방법은 기체화 진행을 통하여 에너지를 순환에 다시 참여시키는 것이다.

제6장

장부공간의 생리와 병리

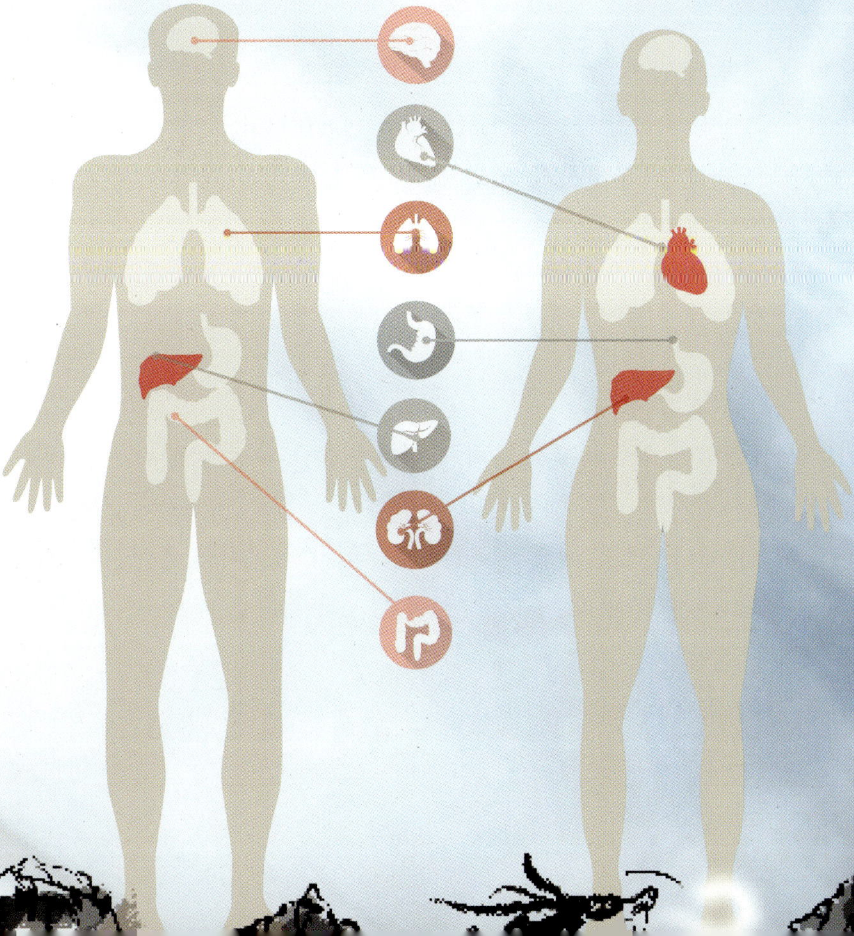

外焦空間, 就是人体的大蓝天, 蓝蓝的天空仅有薄薄的云在飘动!
风和日丽, 润而不律……万物生机之象。

"외초공간은 인체의 넓고 푸른 하늘이다. 푸른 하늘에는 옅은 구름이 휘날리고 바람은 온화하고 아름다워 만물에 생기를 준다."

인체의 어느 장부 모두 제조 흡수 소화와 에너지 전환의 장소이다 공간에너지 운행이 중단되면 곧 인체기능실조로 질병을 초래한다.

1. 폐 구역의 생리와 병리

1) 생리

폐 구역 세포군은 운동을 통하여 직접 대자연의 에너지를 흡수하고 교합하여 새로운 에너지를 생산하며 심장의 작용으로 혈액순환을 하며 우리 몸에 갱신교환을 진행한다.

폐 구역 에너지가 우리 몸의 에너지를 깨끗이 하면 올리고 탁하면 내리는 것과 연관되고 공전창통이 순리로운가에 연관된다. 중의에서 폐는 백 가지 맥을 관장한다고 한다. 폐 구역 에너지가 선발 숙강의 특징이 있는데 "선발"(宣发)은 에너지를 흩어지게 한다. 폐 구역 에너지가 흩어져야 농도와 압력이 내려가고 중초, 하초 에너지를 위로 올려야 세포 내 물질이 오르는 힘이 약해지고 세포 내 물질이 아래로 내려갈 수 있어 깨끗한 것은 오르고 탁한 것을 내리는 것을 실현한다. "선폐"(宣肺) "숙강"(肃降)은 폐 구역 에너지를 조절하는 기본원칙이다.

2) 병리

인체공간의학에서 정상적 생리활동을 생리라 하고 비정상적 생리활동을 병리라 한다. 폐 구역의 에너지가 내려가야 순조롭다 하고 올라가지 못하고 넘어가면 가슴에 모여서 여러 가지 질병을 초래한다. 예를 들면 폐암은 폐 구역의 에너지가 흩어지지 못하여 과도하게 모여서 형성되고 기침, 천식도 이와 연관된다. 처방에서 "계지가후박, 행인탕"(桂枝加厚朴, 杏仁汤)을 사용한다.

"후박"(厚朴)은 복강의 에너지가 압력을 내리고 "행인"(杏仁)은 폐 구역 에너지운동을 촉진시킨다. 폐 구역 에너지가 과도하게 높으면 심장병변을 초래하는데 심기염, 심장쇠퇴 등등이다.

심장, 폐 공간 압력이 너무 낮을 때는 정맥회로의 압력을 떨어뜨려 정맥회로를 증강하여야 한다. "사묘영안창"(四妙永安汤)이 작용을 한다.

폐 구역 에너지가 너무 높으면 변비가 올 때 처방에서 "천군"(川军)에 "길경"(桔梗)을 배합하여야 한다. 길경은 폐 구역 주변의 에너지를 올리고 넘어가게 한다. 에너지가 상승하면 장 부위의 물질을 올리는 힘이 내려 사하는 작용이 있다.

"승기탕"(承气湯)을 사용하는 것은 복강의 에너지를 감소하기 위해서이다. 독감기가 신염을 초래하는데 양의는 원인이 내로감염이라 한다. 인체공간의학에서는 폐 구역 에너지가 너무 높은 것 근본원인이기에 너무 높은 폐 구역 에너지를 내려가 신장 구역에 충격을 주지 못하여 신장 구역 에너지가 위로 오르지 못하여 신염을 형성했다고 한다.

신염환자가 만약 구토증세가 있으면 병세가 더욱 심하다고 본다.

2. 심장 구역의 생리와 병리

1) 생리

심장 구역 세포군의 주요 기능은 에너지의 운동과 신경의 조절을 통하여 혈액을 운수하여 우리 몸의 세포에게 영양을 공급한다. 「내경(內经)」에서 심장신(心臟神)이란 말이 있는데 신은 미신의 신이 아니고 최고 정밀한 에너지이다. 심장의 기능이 상하좌우로 분별되는데 좌측은 주동맥이고 우측은 주정맥이며 좌우는 교체 운동한다. 처방에서 "조인, 홍화, 도인"(枣仁, 紅花, 桃仁) 등이 좌심의 에너지를 증가하여 동맥혈액수출을 증가시킨다. "진주모, 야교등, 백자인"(珍珠母, 夜交藤, 柏子仁) 등은 우심의 에너지를 내려 우심 정맥회로를 증가시킨다.

2) 병리

심장은 암이 생기지 않는다. 왜냐하면 심장 구역 세포군의 에너지 동력이 주위 어떤 세포군의 동력보다 크기에 에너지 압력이 높은 문제가 존재하지 않는다. 주변에너지의 동력이 심장에서 생산된 동력보다 낮기에 자동적으로 소멸된다. 그러나 심장이 혈액 공급 부족으로 회로가 창통하지 못할 때가 있다. 심장 구역 아래 부분 에너지가 낮을 경우엔 심장 뜀이 느리고 그 처방시 "생맥아, 산약"(生麦芽, 山药)을 사용한다.

심장 구역 에너지가 너무 높을 때 폐 구역에 영향을 미치는데 중의의 화가 금을 처벌할 때를 피하려면 "천동"(天冬)을 쓴다.

화와 금이 합하면 정기가 생성되는 데 "절패모"(浙贝母)가 도움된다.

우심 구역의 에너지가 과도하게 높으면 머리 부위 질병을 초래한다. 예를 들면 뇌류, 뇌혈관 확장, 갑상선 질병 등 처방에 "석창포"(石菖范), "울금"(郁金)을 쓴다. 좌측 등 부위가 통증이 오는 데는 처방에 "쌍화등, 갈근, 마황, 지모"(双花藤, 葛根, 麻黄, 知母) 등을 사용한다.

3. 장, 위구역의 생리와 병리

1) 생리

식물은 관도에서 직접 심장, 신장, 혹은 간장을 통과하는 것이 아니고 5장6부, 맥락, 혈관도 직접 위장에서 에너지를 획득하는 것도 아니다. 식물은 오랜 시간의 소화, 흡수 과정에서 세포의 운동을 통하여 물질, 에너지의 상호 전환에서 완성된다. 위장은 유통과정에서 좌외측 공간에 에너지를 발사하여 장벽 주변 순환으로 들어가 더 한층 미순환을 통하여 운송, 운화한다. 인체의 제일 큰 물질 에너지 전환 계통은 위, 장 계통이다. 위, 장 계통 구역의 세포 에너지 운동은 규율이 없다.

서로 다른 개체를 볼 때 에너지 운동의 변화에 의하여 변화되기에 같은 음식을 먹어도 다른 결과가 나다닌다.

2) 병리

위장 공간에는 수증기가 모이는 확률이 많기에 중의에서 습열이라 하는데 처방에서 "백두옹"(白头翁) "빈랑"(槟榔) 혹은 "토복령"(土茯苓)을 사용하여 위기를 순리롭게 내려보내는 것이다. 만약 위로 오르면 (상행), 딸꾹질한다. 위기를 하행시키는 데 진액이 필요하기에 위의 처방에는 "판란근, 화분, 오적골"(板兰根, 花粉, 乌贼骨)을 사용하여 회음구역 에너지 입력을 증가하여 위장기능을 조절하는 데 도움을 준다. 처방에 "황기, 오미지, 백작"(黄芪, 五味子, 白芍) 등이 있다.

대소변도 장 부위 유동상황과 연관된다.

장 부위 율동이 정상일 때 에너지 조절이 원만하다. 장 부위 정상화 방법이 4가지가 있다.

1) 장 부위 기능을 증가시킨다. "대운"(大芸)

2) 장 부위 공간의 물의 분포를 조절한다. "백두옹, 백출"(白头翁, 白术)

3) 골반 아래쪽 에너지 운동을 움직인다. "자석영, 강활"(紫石英, 羌活)

4) 장 내부의 압력을 증가시킨다. "후박, 빈랑"(厚朴, 槟榔)

4. 비장 구역의 생리와 병리

1) 생리

비장 구역 세포군의 에너지운동 상승은 에너지가 깨끗하면 오르는 동력이며 공전이 동력을 증가시킨다. 비장은 수곡의 정미를 운화하는 기능이 있기에 "선중"(宣中)작용을 하여 중초 에너지를 승화시키는 조건을 창조한다.

비장 구역의 에너지가 폐 구역 에너지에 추동작용을 한다. 비장은 중초에 위치하고 중초는 영기를 생산하고 운행하는 곳이고 에너지의 근원이며 에너지 농도가 높기에 하행이 쉬운데는 필수 하초 에너지의 추동이 필요하다. 에너지의 상호충격을 거쳐 혼합, 변화과정을 거쳐야만 깨끗하면 오르고 탁하면 내린다를 실현할 수 있다. 하초세포군의 운동기능이 바로 이것이다.

2) 병리

비장의 병리는 에너지가 오르지 못하고 습하며 탁한 것이 내리지 못한다. 실증은 증발하는 힘이 부족하여 하초동력이 부족하다.

비장은 섭취를 통솔하기에 에너지를 상승시키고 내려 보내지 않고 각 구역의 세포군들을 자기 생리 위치에서 온정시키고 진액을 상승시킨다.

"생백출"(生白术)은 자윤작용을 하기에 중초공간에너지의 습도를 증가하고 비징을 튼튼하게 하고 장을 윤활하게 한다.

비장을 튼튼하게 하려면 황계를 사용한다. 황계작용의 시점은 회음구역이지만 영양력은 중초, 상초에 있다. 당삼작용의 시점은 하완이지만 에너지가 관원에서 나오게 추동하고, 황계의 작용력을 강화한다.

그러기에 백출, 황계, 당삼은 비장을 튼튼하게 하는 우선 선택이다.

"곽향, 패란, 향부자"(藿香, 佩兰, 香附)는 중초를 안정시키고 심신을 온정시키며 공전을 추동하여 장 위치를 온정시킨다.

5. 간 구역의 생리와 병리

1) 생리

간 구역의 에너지가 상승시 폐 구역 에너지의 압력이 영향을 받아 에너지가 혼합 변화 후 횡경막을 타고 좌측으로 상행하여 심장 구역의 에너지 운동을 추동한다. 만약 간 부위 에너지가 하행하면 인체의 무명지열을 사하고 인체공간 에너지를 사하여 소장, 방광에 보내 체외로 배출한다.

2) 병리

간 구역은 신장과 하초에너지의 통로이며 신장 구역 세포에너지를 발사하는 문이다. 만약 문이 열리지 않으면 하초에너지가 어혈, 시체가 조성되기에 산부인과 치료도 응당 간부터 소통시키는 것을 우선으로 한다. 만약 간 구역 에너지를 소통시키지 못하면 배가 붓고 체하고 하초에너지가 너무 높아 운동하지 못하는 데는 처방에 "시호탕"(柴胡汤)이다. 「상한론」(伤寒论)에서 부녀가 월경 시 풍한으로 중얼거리고 자주 신경질을 낼 때 시호탕으로 해결하는데 시호탕은 하초세포 에너지 작용을 추동시키는 역할을 한다. 산부인과병을 치료할 때 기조절이 우선이다. 향부자가 전중의 문을 열고 전중은 에너지를 소통하는 징소이다.

➔ memo

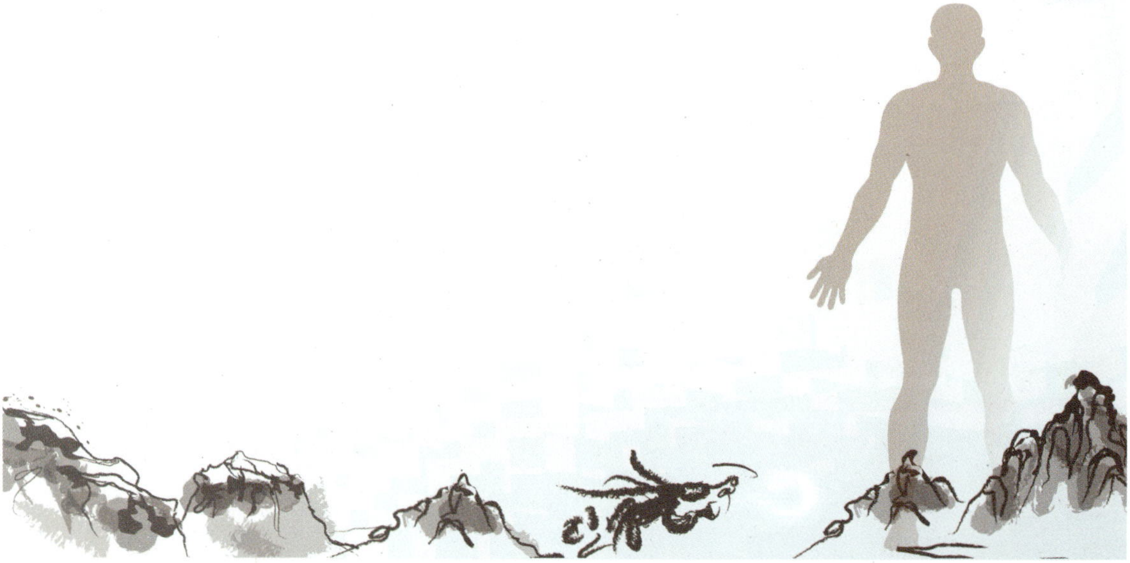

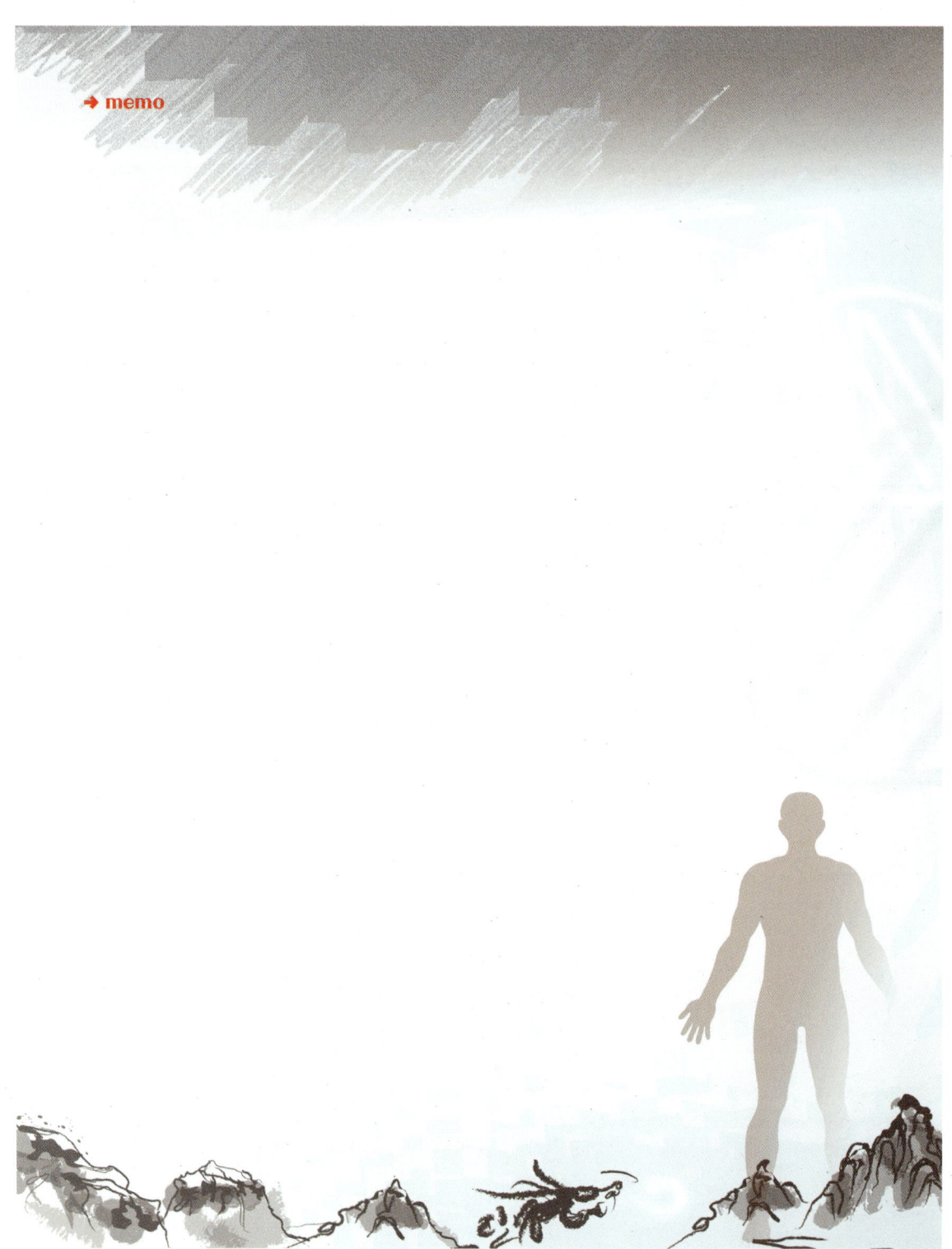

제7장

인체공간의학 치료원칙

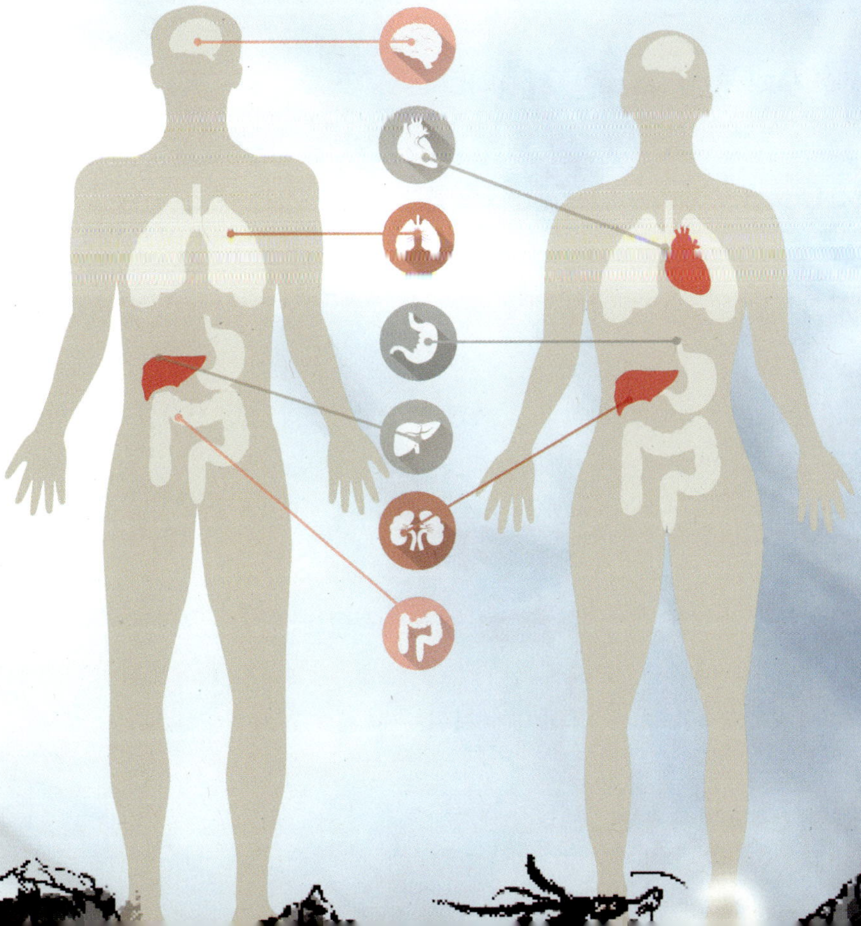

零则为空,
画则为象, 再思为幻
知其变化, 超凡入圣

"영은 공으로, 그림은 코끼리로, 다시 생각해 보면 환상으로,
그 변화를 알고, 범속을 벗어나 성인의 경지로 들어가야 한다."

인체공간의학에서는 인체공간 에너지 분포 불균형으로 질병을 초래하는데 질병의 부위, 성질 등이 천차만별이지만 공전운행의 방식으로 조절하면 된다. 중의에서 한 가지 약으로 많은 병을 치료하지만 병의 이름이 다르고 증세도 다르지만 한 가지 약초로 해결할 수 없다.

공전창통은 공간의학의 질병치료하는 관건이며 인체공간의학 치료학에서의 모든 원칙이다.

인체공간의학에서 약초를 사용하는 것이 다른 치료 방법과 다르다. 공전창통하는 과정에서 아래 같은 원칙을 지켜야 한다.

1. 병 이름을 짓지 않고 증세만 참고한다.

중의와 현대의학에시 병명을 진단할 때도 다르다. 양의는 병원체로 병명을 짓거나 혹은 특수병번에 근거하고 생리상 변화를 근거한다. 양의의 병명은 물리진단과 실험진단으로 병명을 진단한다.

중의는 병인의 성질로 병명을 짓는데 돌출한 증세 정체의 개념으로 짓기에 국한성이 적다.

인체공간의학에서는 병명을 타파하고 증세만 참고한다. 병인을 직시하고 병인에 대해 치료한다. 예를 들면 위병을 볼 때 양의는 위병을 위축성위염, 위궤양 등으로 나눈다. 인체공간의학에서는 이런 병명을 타파하고 위축성위염이나 위궤양 등을 에너지 충격의 방법으로 치료한다.

하초에너지를 위로 충격을 주어 위 부위기능을 회복하면 위병은 자연 치유된다. 예를 들면 암도 인체공간의학에서는 암 증세의 원인은 인체공간에너지의 고도적취이기에 인체공전의 방법으로 집결된 에너지를 흩어지게 하면 근본적으로 해결된다.

증세는 인체미관영역 변화의 종합표시이며 동태변화의 과정이고 형성된 병조는 고정불변하는 것이 아니다. 중의에서는 "취"(聚), "산"(散), "화결"(化结: 결절을 풀고), 어혈풀이 등 명사로 증세의 변성 등을 표시한다.

증세의 과정을 참고할 때 증세의 지고점을 찾아 질병의 근본원인을 찾는다. 예를 들면 복부통증, 가슴이 답답할 때, 인후통증일 때 인후통증부터 치료한다. 인후통증에는 "계지"(桂枝), "갈근"(葛根) 혹은 "갈근, 지모, 두중"(葛根, 知母, 杜仲)을 사용하여 등 부위 공간을 치료하여 에너지의 출로가 있으면 인후통증이 치료된다. 인후통증이 나으면 가슴이 답답하거나 복부통증도 자연히 치료된다. "지고점"(至高点)을 찾아 질병의 근본원인을 알아내는 것은 넝쿨을 따라 열매를 찾듯이 증세의 지고점을 따라 질병의 근원의 존재를 찾아낸 수 있다.

2. 쌓인 에너지의 출구를 찾아준다.

인체공간에너지의 적취(뭉친 것)는 형체세포 혹은 장부가 활동력 상실로 발생하는 결과이다. 인체공간에너지가 뭉친 것은 형체세포 혹은 장부기능 활동시의 공간에 영향을 주기에 공간에너지가 뭉친 것으로 인해 질병과 세포 혹은 장부병변이 관계가 있으며 양자는 상호 전환된다.

인체공간에너지가 뭉친 것을 흩어지게 하는 것은 질병을 해결하는 관건이다. 암 치료도 마찬가지이다. 인체공간의학에서는 암은 어혈이지 독이 아니고 고에너지의 적취이기에 치료 시 소통을 위주로 하고 독을 공격하는 것은 아니다. 에너지 운동은 압력 농도가 높은 부위에서 압력농도가 낮은 방향으로 운동한다. 공전은 순환 왕복하는 선로에서 어떤 부위이든 모두 두 가지 역할을 한다. 윗부분의 에너지는 직접 소산점이고 아래 부위 에너지는 직접 동력점이다. 인체의 4대 공간으로 볼 때 흉부는 복부에너지의 직접 소산점이고 또 등 부위 에너지의 직접동력점이다. 등 부위는 흉 부위 에너지의 직접소산점이고 미골 부위 에너지는 직접동력점, 질병을 치료할 때 에너지 뭉친 것의 직접동력점과 소산점을 충분히 고려하여 제2, 제3의 소산점도 고려한다.

예를 들면 복강의 병변을 볼 때 흉부의 에너지 문제도 해결하고 동시에 등 부위 에너지 상황도 생각해 본다. 만약 등 부위 에너지를 소통할 수 없으면 흉부 부위의 에너지도 소통할 수 없다. 복부병변도 해결할 수 없다. 뭉친 에너지의 출로와 동력점을 찾아야만 질병을 치료할 수 있다.

임상에서 간 부위 병변일 때 우선 폐 부위 정상기능에 영향을 주고 폐 부위가 불안전하면 등 부위가 무겁고 차가운 증세가 나타난다.

에너지의 역행 추동, 즉 등 부위부터 착수하여 등 부위 에너지운동을 조정하여야 간질환을 치료할 수 있다.

- 간병→폐→등 부위: 간병은 등 부위부터 착수
- 신장병→간→폐 부위: 신장병은 폐 부위부터 착수
- 척추, 등→신장→복부: 척추병은 복부부터 착수
- 머리→흉→대추: 두 부위 병증은 대추혈에서 착수

이외 외초공간은 5장6부 에너지 운동의 총 출구이며 수많은 질병은 외초공간에서 조절한다. 임상에서 등 부위와 허리 부위 증세를 참고한다.

만약 증세를 검사할 때 질병이 등, 허리 부위에 시큰거리면서 통증을 느낄 때는 우선 외초공간에너지 농도와 압력을 조정하는 것이 인체건강촉진의 관건이다.

장부가 실증일 때 외초의 에너지를 흩어지게 하고, 장부가 허증일 때 외초의 에너지를 증가시킨다. 인체의 5장6부의 운동평행은 외초에너지 압력을 증가 혹은 감소로 조절한다.

외초공간에너지의 압력을 변화시킴으로써 인체 전체의 에너지 운행을 조절하는 것이 질병을 다스리는 유효방법이다.

3. "지실지허"(至实至虚)(그림14 참조)

에너지 출구를 여는 것은 에너지 유통을 창조하는 조건이다. 에너지 압력을 조정할 때 인체 에너지와 물질 간의 상호관계를 조정하여 에너지와 에너지, 에너지와 물질 간의 상호 충돌을 촉진하고 상호 충돌시 생산된 압력으로 공전을 운행한나. 압력조정은 에너시가 많은 부위에서 적은 부위로 이동시키는 것이다.

에너지가 많으면 압력이 필연코 크고, 에너지가 적으면 압력이 필연코 부족하다. 에너지를 많은 부위에서 부족한 부위로 이동시키는 것은 압력을 조정, 균형잡기이며 에너지 농도를 조정하여 동태균형의 분포를 유지하기이다.

에너지 운행을 순리롭게 하려면 지실지허의 원칙을 지켜야 한다.

소위 지실이란? 에너지가 뭉친 부위의 압력을 높여 에너지 뭉친 압력을 일정한 정도를 유지하여 높은 에너지를 자연운동을 시키는 것이다.

지허란? 에너지 부족부위의 압력을 내려 에너지 압력을 일정한 정도로 낮춰 주위 에너지 압력 차를 높여 높은 에너지를 자연적으로 에너지 부족한 부위를 보충시킨다.

지실지허는 에너지 운동 특징을 준수하여야 한다. 에너지 운동의 특징은 고농도에서 저농도로 유통한다. 에너지 자연유통 과정에서 압력을 조정, 균형을 잡아 동태균형의 분포를 유지하고 압력을 조정할 때 추동력의 보좌가 필수이다. 회음 구역의 에너지 추동력을 가동하여 전신의 에너지 유통을 적응시켜 공전운행에 도움을 준다. 오행의 생극관계를 응용하여 에너지 유통을 적응시킨다.

중의의 정위는 형체이고 중용지도를 지키며 태극을 정위의 기점으로 중용지도를 강조하는 동시에 인체 기혈 변화를 조정하여 인체의 건강을 도모한다. 모순을 해결하는 것을 강조하며 음양을 조정하고 균형을 잡는 것을 생명을 유지하는 수단으로 한다. 음양균형은 건강의 표시이다. 우리는 의학정위를 공감과 "장상"(场象)으로 정하고 허허실실의 극단의 길을 걸으며 극단의 방법으로 즉 실자는 더욱 실하게 하고 허자는 더욱 허하게 하여 허와 실의 압력차를 높인다.

공간의 에너지 충격을 강화하여 세포의 운동을 자주 추동하고 인체기능을 정상 회복시킨다.

지실지허는 불균형, 비대칭 "일송일긴"(一松一紧), "일허일실"(一虛一实)의 불협조 관계를 응용한다. 불균형, 비대칭 되어야 에너지가 공간에서 "동태"(动态)상태가 되며 상대균형의 압력을 촉진한다.

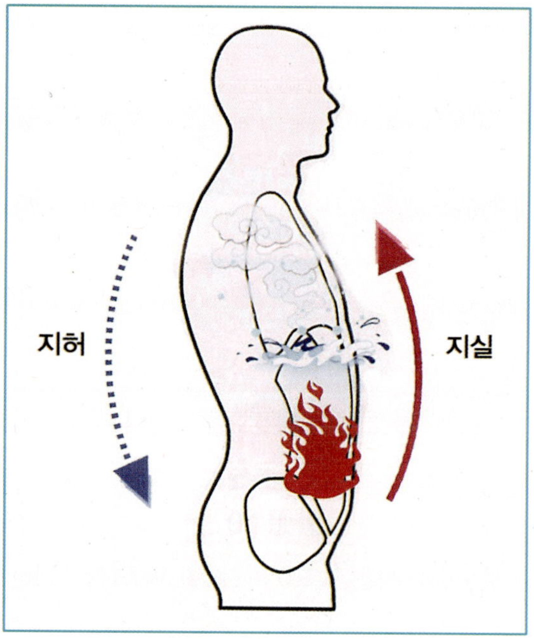

그림 14 지실, 지허

4. 운동 중에서 보와 사를 실현한다.

전통 중의에서는 치료 시 보와 사를 위주로 하는데 부족함은 보하고 넘쳐남은 사한다.

인체공간의학에서는 치료 시 인체에너지를 조정하여 공전의 정상운행을 촉구한다. 인체 내부 에너지 운행의 특징은 높은 곳에서 얕은 곳으로, 에너지가 농도가 높은 공간에서 농도가 얕은 공간으로 운행하는데 이 과정에서 높은 에너지가 흩어져야 얕은 에너지가 보충되고 에너지가 경맥이 흐르는 세포에게 충격을 줄 수 있어 세포의 기능회복을 촉진한다. 운동과정 중에 사하고 보하며 통하고 흩어지게 한다.

"사"(泻)의 기점은 실이고 기점의 공간에너지를 아래로 운동시키며 기점 부위 공간에너지 농도와 압력을 내린다.

"보"(补)는 "하방"(下方)에 동력을 주고 하방에너지 부족은 보충하며 하방세포에게 활약을 주어 하방세포기능을 회복시킨다.

"통"(通)은 운행하는 과정에서 소통작용을 하고 에너지가 압력차의 작용하에 경맥 각 부위의 세포에게 충격을 진행하여 운행공간의 에너지가 뭉친 것을 소통시킨다.

"산"(散)은 운행 중에 열을 내리고 결절을 푼다.

운동 중 보와 사를 실현하는 것이 중의의 부족한 것을 보하고 넘쳐나는 것은 사하는 것과 다르다.

외력의 힘을 빌어 직접 인체 내부 에너지에 조정을 진행하여 넘쳐나는 에너지를 흩어지게 하여 부족한 에너지를 보충한다. 운동 중의 보와 사의 실현은 인체 자신의 조절기능을 강조하고 인체공간의학 약물 운동학의 의의가 여기에 있다. 에너지는 아주 강력한 활동기능을 구비하고 있기에 닫지 않는 곳이 없다. 시종일관적으로 운동하며 체내의 각종 생리활동을 격별하고 추동한다. 공전이 에너지 운행엔 더욱 그렇다. 공전이 창통하여야 인체 내부에너지가 자연히 조절을 실현한다.

5. "淸降淸升"(청강청승)

"승강출입"(升, 降, 出, 入)은 인체 에너지의 가장 기본적인 운동형식이다. 인체 에너지 운동과 자연계 에너지 운동이 똑같다. 자연계중 땅의 에너지가 위로 오르고 하늘의 에너지가 하강하며 "청"(淸)은 하늘이고 "탁"(浊)은 땅이며: 인체 내에서 회음구역이 땅이고 이 에너지는 위로 오르고, 폐부구역은 하늘이기에 이 에너지가 아래로 내려가 청승탁강하여 기가 생산되고, "삼초"(三焦)가 통한다. 이것이 정상적 에너지 운행의 규율이다. 청승탁강을 순리롭게 실현하려면 중의에서는 본체를 지키는 것을 우선하고 신장을 보하는 것과 하초를 보하는 것을 우선한다.

인체공간의학에서는 우선 "청강"(淸降)을 하는데, 즉 폐를 청결하게 하여 폐의 숙강기능의 실현을 보장하고 외초를 소통시켜야 하며 외초공간은 항상 깨끗하고 비워져야 폐부위 에너지가 어깨 견갑골을 넘어 견갑골 사이를 따라 외초 운동을 진행한다. "청강"(淸降)이 실현되어야 인체 내부의 깨끗한 것을 위로 올리고 탁한 것은 아래로 내리는 것을 실현한다. 만약 외초공간이 어혈이고 지체되면 에너지가 소통되지 않아 청승탁강을 진행하지 못해 5장6부기능에 영향을 미친다.

중의에서 선천과 후천을 말하는데 출생을 분계순으로 한다. 사람이 출생 전에 태아시는 선천이고 신장을 위주로 하며 출생 후엔 후천인데 비장과 위를 위주로 한다.

인체공간의학에서는 사람이 출생 후에도 선천이 존재하고 후천의 선천은 인체 동력의 근원인 폐에 있다고 본다.

위에서 아래로 내리는 것은 폐의 인체동력의 추동이 관건이다. 상초부위는 인체의 하늘이며 하늘이 맑아야 만물이 정상생장하기에 상초부위 에너지 소통이 인체의 깨끗한 것이 오르고 탁한 것은 내리는 것이다. 순리롭게 실현되고 만약 상초부위에너지가 지체되면 소통이 어려워 인체의 "청승탁강"(淸升浊降)이 저하되어 인체의 동력 생산이 어렵다.

제8장

인체공간의학의 설진

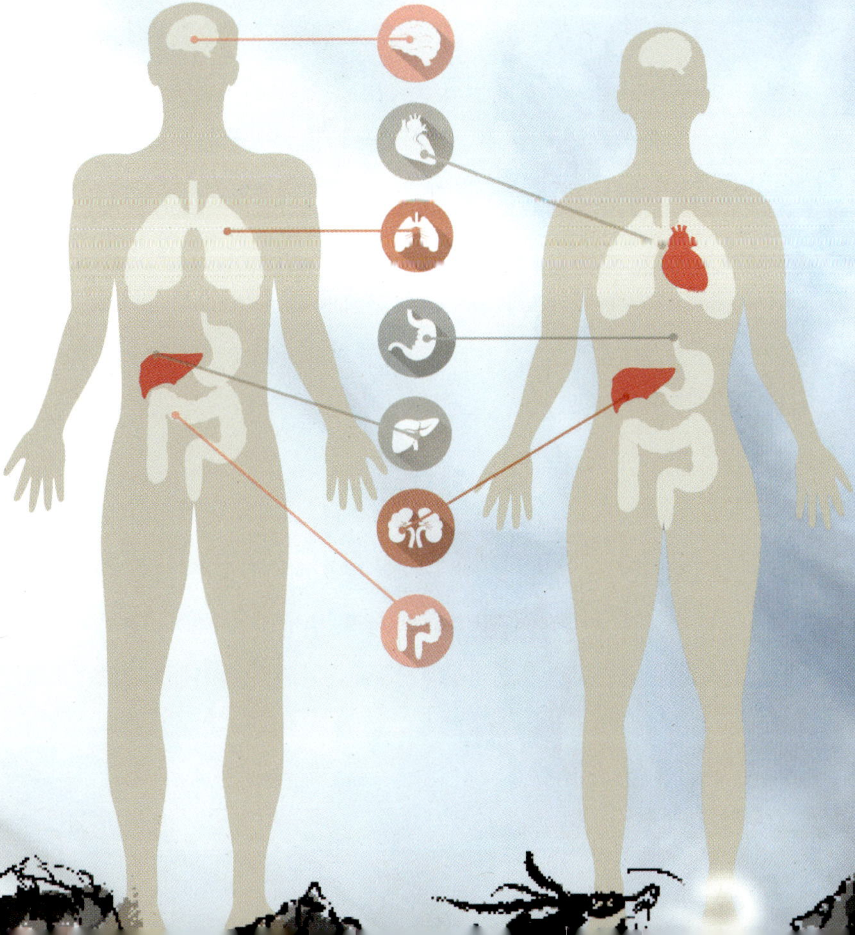

舌苔为天, 天是无垠的空间, 反映人体空间!
舌质为地, 对应人体细胞之内, 是谓 "三山润水一平原"。
"설태는 하늘이요, 하늘은 무한한 공간이며 인체공간을 나타낸다.
혀는 땅이요 인체 세포의 한부분이며 풍요로운 보배이다."

1. 기본관점

1) 혀와 인체물질에너지

인체공간의학에서 혀는 인체 "전식"(全息)의 "숙영"(缩影)인데 인체물질과 에너지 변화를 반영한다. 인체 내부 물질 에너지의 상호 전환과 에너지 운행 상황이 모두 혀에서 나타난다.

설질은 설태 하면의 근육조직이며 세포 내 물질이 넘치거나 부족함과 변화상황을 반영하고 인체공간에너지 운행정상황을 반영하며 공간에너지 변화 상황을 나타낸다.

2) 정상 설상표준

정상설상은 "설체"(舌体)가 구강 중심에 있고 혀 형태는 타원형이며 설태는 미백의 상태이다. 풍수학의 각도에서 볼 때 "삼산윤수일평원"(三山润水一平原)이다. 삼산은 설체삼면의 설질이 "U"형이며 설면에서 조금 높다. 이것이 인체세포내부 물질이 포만된 것을 말하고 "윤수"(润水)는 설면이 습하고 "니"(腻: 매끈거리지/기름지지) 않으며 물은 있지만 표면에 나타나지 않은 것이 마치 한 개울물이 삼산중에서 뻗어나가는 것처럼 인체공간에너지가 창통운행된다는 것을 설명하며 "일평원"(一平原)은 설면이 평탄하고 에너지운행이 충분한 공간이 있음을 뜻한다.

3) 설의 분별방법(그림15 참조)

중의에서는 설의 삼초활분법이 있는데 인체공간의학에서는 "사초"(四焦)활분법으로 보는데 이 활분방법과 인체공간의학이 인체생리의 인식과 밀접한 관계가 있다. 설면을 "횡향"(横向)으로 2개선으로 나누고, 설면을 3대구역으로 나눈다. 순서대로 상초 구역, 중초 구역과 하초 구역으로 나누고, 혀끝부터 상초선 구역을 상초 구역이라 하고, 상초선과 중초선 사이 구역을 중초 구역이며 중초선과 설근 사이 구역을 하초 구역이라 한다. 혀끝 구역과 설근이 연계된 공간을 외초 구역이라 하고, 외초에너지의 운행상황이 설면에서 간접적으로 나타난다. 그의 설면을 "종향"(纵向)으로 중심선을 나누면 중심선에서 양측 설변에 각 한 개선을 취할 때 좌측 중심선, 우측 정중선으로 분별한다.

인체공간의학에서는 혀를 인체의 전식숙영이라 보고 인체 부동 부위의 세포군과 대응하는 것이지 어느 구체장기와 대응하는 것은 아니다.

설질과 설태의 변화가 상대응되는 장부세포군 물질과 에너지의 분포 및 전환상황을 반영하는 것이다.

인체공간의학 설진 관찰도에서 혀끝 구역, 심장 구역, 우측유방 구역, 좌측유방 구역, 위 구역, 위기능 구역, 간, 담 구역, 신장 구역과 미골 구역으로 표기한다.

기억하기 쉽게 설도에 몇 개 기분점을 확정하고 이 기초로 인체 상대응 부위를 찾아야 한다.

설중선과 상초선의 교차점은 전중이요 좌우 중심선과 상초선의 교차점은 좌유방과 우유방이고, 설중선과 중초선의 교차점은 배꼽이며, 아래는 단전이다.

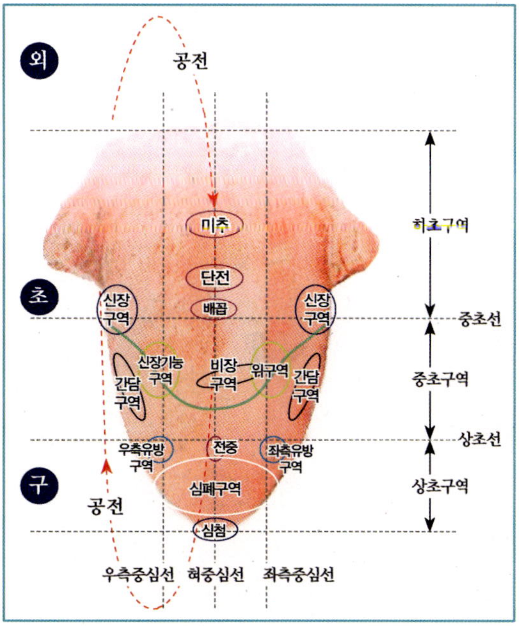

그림 15 곽씨설진관찰도

2. 혀를 관찰할 때 주의사항

인체공간의학에서 혀를 관찰할 때 사진기로 혀를 촬영하여 컴퓨터에서 전송하여 설질을 분석하고 설태의 상황을 따라 진단, 치료하며 이것으로 예방질병의 근거로 한다.

【주의사항】

- 자세: 환자는 바른 자세로 똑바로 앉는다. 자연스럽게 혀를 입 밖으로 내밀어 혀가 충분히 "폭로"(暴露: 드러내야)되어야 한다. 설체가 긴장하거나 꼬부리거나 힘이 너무 들어가거나 혀를 내미는 시간이 길면 설체 혈액 순환이 가상 현상이 일어나기에 어떤 환자는 몇 차례 훈련을 거치거나 3~5분 후에 다시 한 번 촬영한다.
  설체에 힘을 빼고 양측은 평평히 펴고 혀끝은 아래로 하여야 한다.
- 촬영: 촬영 시 혀가 입으로 나오는 찰나에 신속히 잡아야 하며 이때가 혀의 최상 자연상태이기에 혀의 그 순간의 동태, 색상, 나른하고 경직된 것, 윤기 등 방면의 상황을 진실로 반영되며 인체 내부의 물질과 에너지 운행상황을 나타낸다.
  만약 혀가 입 밖에 내민 시간이 너무 길면 혀를 관찰하는 정확도가 떨어진다.
- 음식: 음식은 설태의 형식이나 색상에 변화를 준다. 만약 어떤 식물이나 약물이 설태 생상을 염색된다. 이것을 염태라 한다. 만약 우유나 유아가 젖을 먹었을 때 대부분이 백태가 되고, 낙화생, 해바라기씨, 살구씨들은 지방이 풍부한 식물이기에 단시간 내 설면에 황백색 찌꺼기가 붙어 있어 부식, 닉닉한(膩; 기름신, 매끈한) 설태가 되고, 매실즙, 커피, 차, 포도주 혹은 술 등 철분이 함유된 식품을 먹었을 때 설태는 흑갈색 혹은 차갈색이고, 계란, 귤, 감과 색상이 있는 사탕 혹은 황련분, 핵황소 등 약물을 복용하였을 때 설태는 황색이며, 주사로 만든 환제나 분제를 먹었을 때 홍태가 된다. 식사 시 마찰 혹은 양치질시 혀를 긁는 습관 등이 두터운 설태가 얇게 되고, 과냉, 과열의 음식과 자극성 식물은 혀 색상을 개변하며 입을 벌리고 호흡하거나 물을 금방 마셨을 때는 설면의 윤조상황이 개변되기에 주의 깊게 감별하여야 한다.
- 계절과 시간: 정상 설상은 계절과 시간대에 따라 변화가 있다. 설태가 두껍거나 담황색이고, 가을에 건조할 때 설태가 엷고 건조하다.
  겨울 추울 때는 설태가 습윤하다. 아침에 일어날 때 설태가 두텁고, 낮에 식사 후엔 설태가 얇다. 금방 기상하였을 때 혀 색상은 "암체"(暗滞: 어둡게 머물다)이고, 활동 후엔 붉은색으로 변한다.

3. 설상을 관찰하는 내용

인체공간의학에서 5개 부분에서 설상을 관찰하는데 이 5개 부분은 혀끝의 높음과 낮음, 설중이 볼록한 것, 설근이 두텁거나 기름진(매끈한) 것, 혀의 모양이 넓거나 좁은 것, 설체의 윤활, 건조상황에 따라 분류하였다.

1) 혀끝의 높고 낮음

(1) 혀끝이 볼록하게 올라온 것 ①

(2) 혀끝이 파여 들어간 것 ②

①
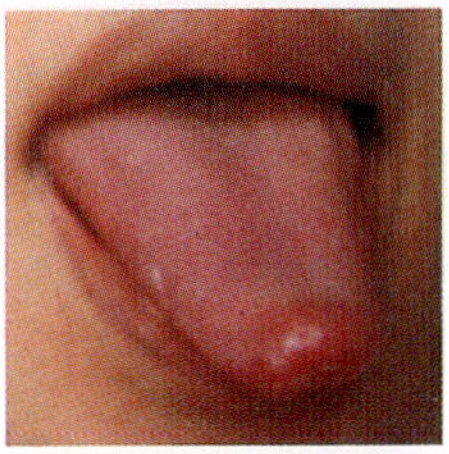

②
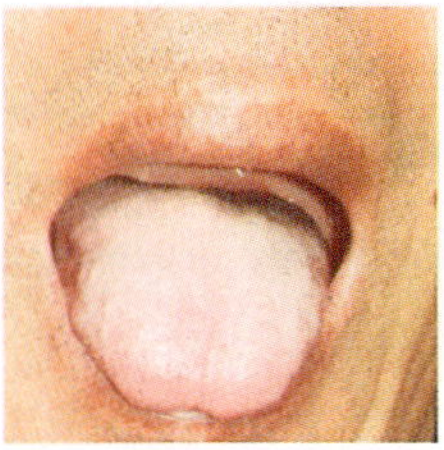

2) 혀 중간 볼록한 것

(1) 혀 전중 부위 볼록한 곳 ③

(2) 혀 중초 부위가 볼록한 것 ④

(3) 혀 중초, 하초 연대 부위 볼록한 것 ⑤

(4) 혀 변두리가 볼록할 때 ⑥

(5) 혀 전부가 볼록할 때 ⑦

(6) 혀 중심선 양 옆이 볼록할 때 ⑧

③
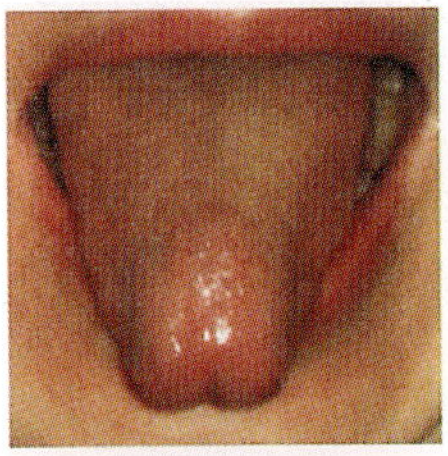
④
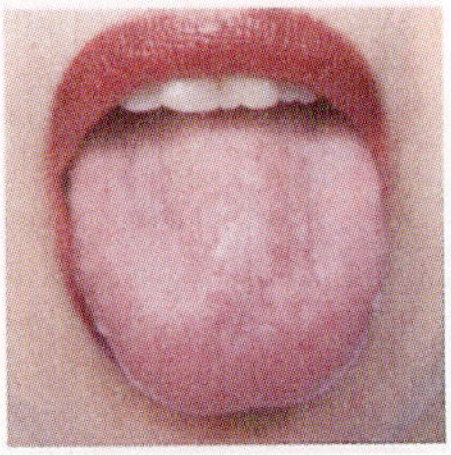
⑤
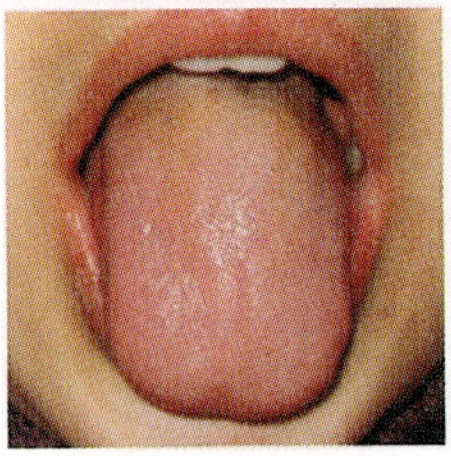
⑥
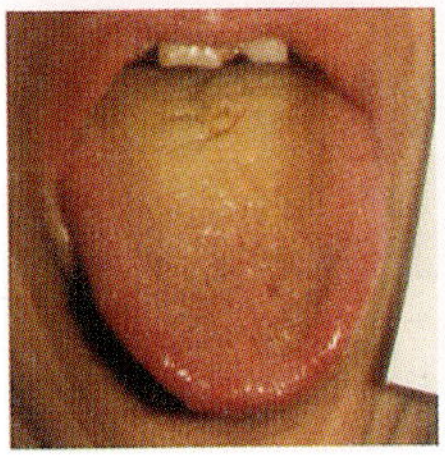
⑦
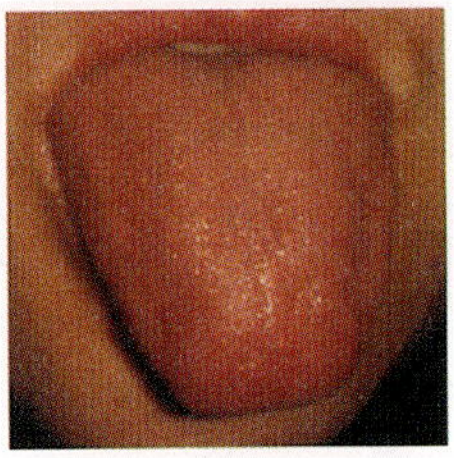
⑧
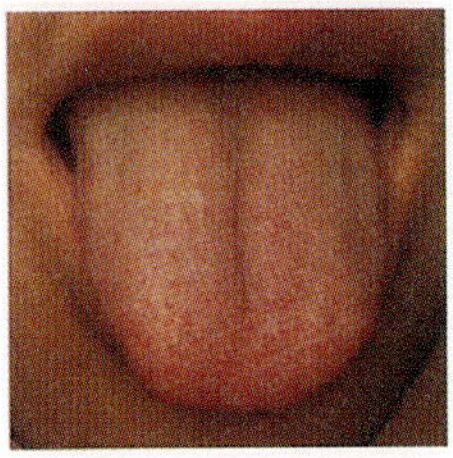

3) 설근이 두텁거나 기름질(매끈할) 때

(1) 황닉습태 ⑨
(2) 황조태 ⑩
(3) 백닉태 ⑪
(4) 백조태 ⑫
(5) 흑습태 ⑬
(6) 흑조태 ⑭
(7) 무태 ⑮

⑨
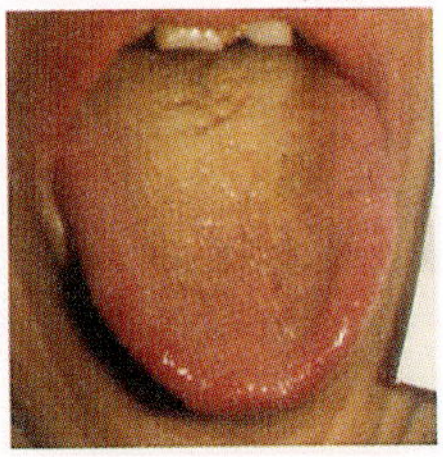
⑩
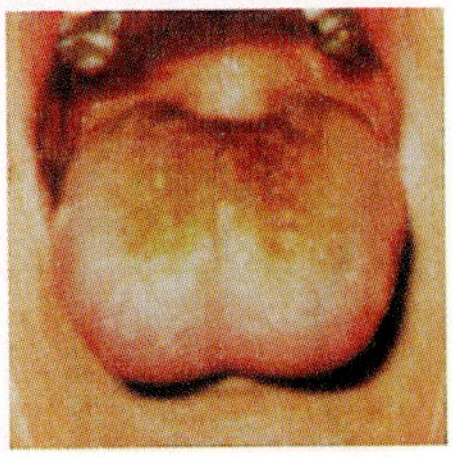
⑪
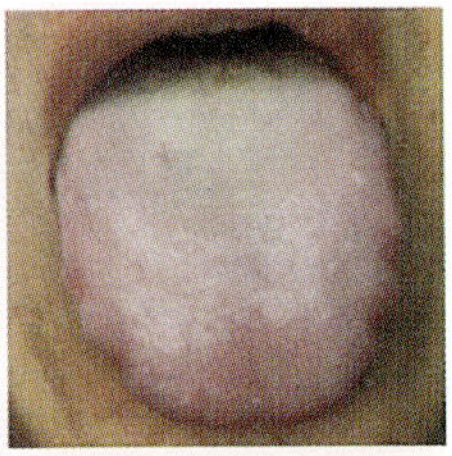
⑫
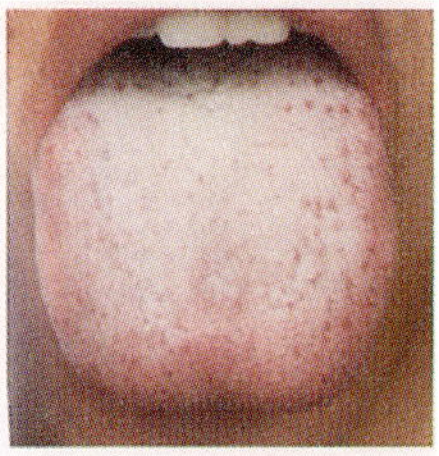
⑬
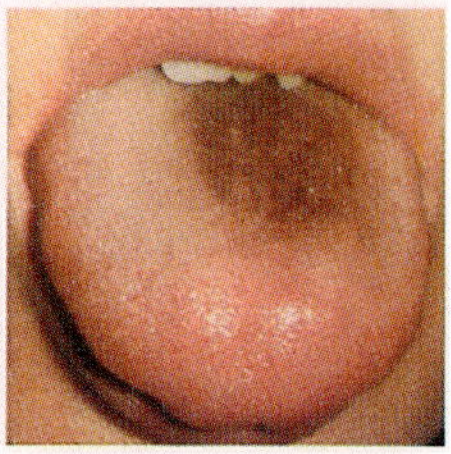
⑭
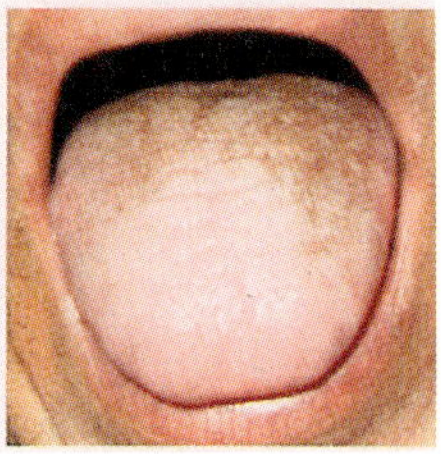

⑮

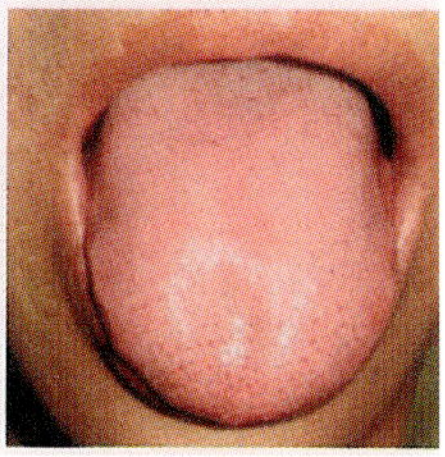

4) 혀의 형태가 넓고 좁을 때

(1) 혀가 크고 나른한 것 ⑯
(2) 혀가 크고 단단한 것 ⑰
(3) 혀가 작고 나른한 것 ⑱
(4) 혀가 작고 단단한 것 ⑲
(5) 복숭아 끝 같은 혀 ⑳
(6) 자두 같은 혀 ㉑
(7) 몽둥이 같은 혀 ㉒
(8) 방형 넓은 혀 ㉓
(9) 비뚤어진 혀 ㉔

⑯

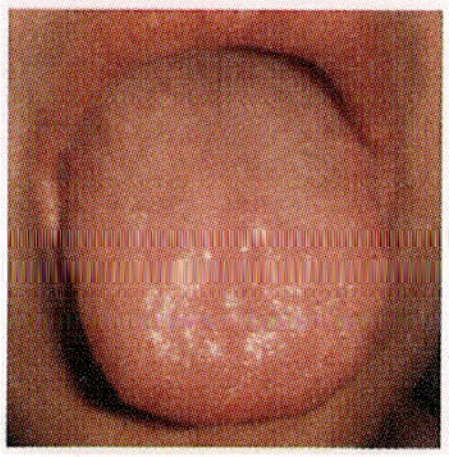

⑰

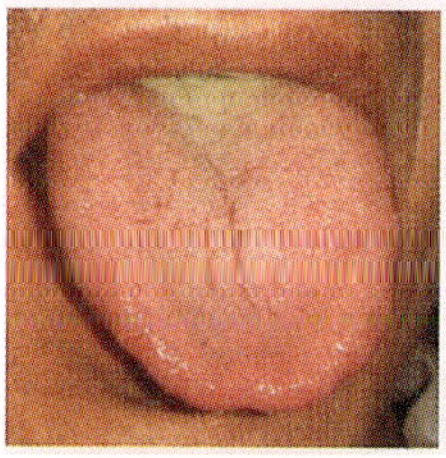

⑱

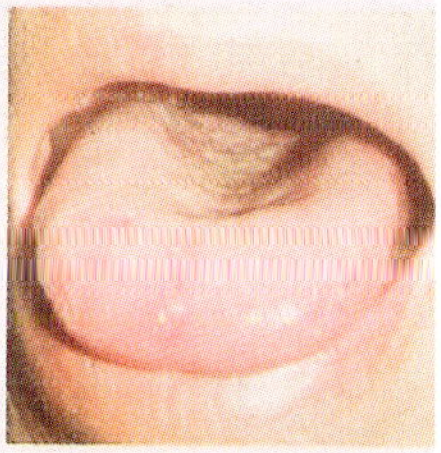

⑲

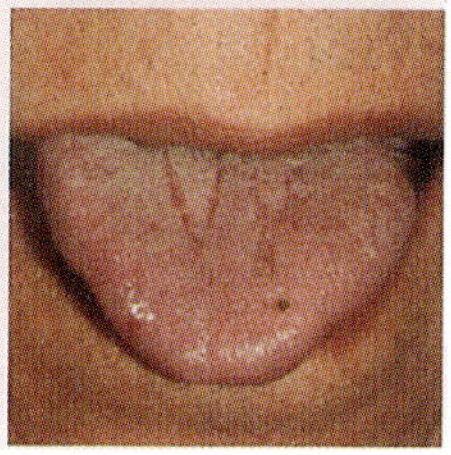

⑳

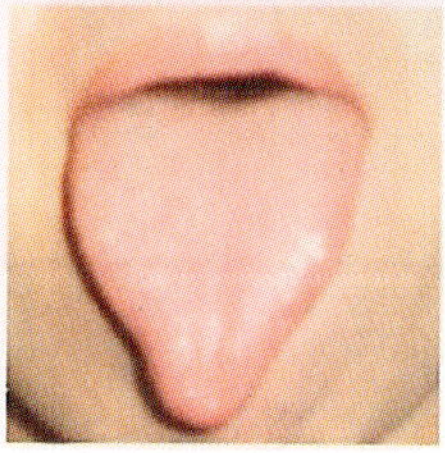

㉑

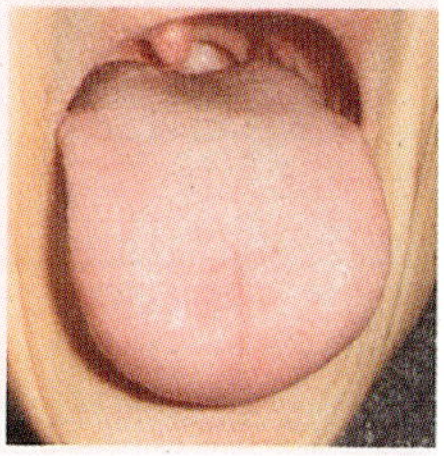

㉒
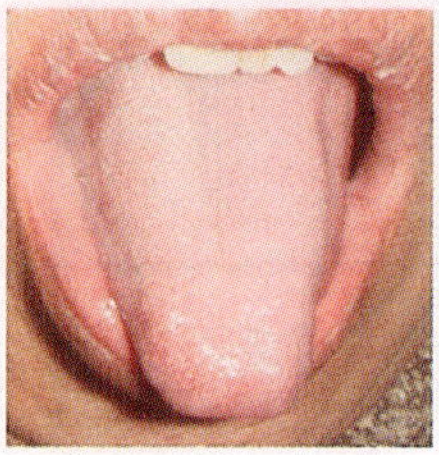
㉓
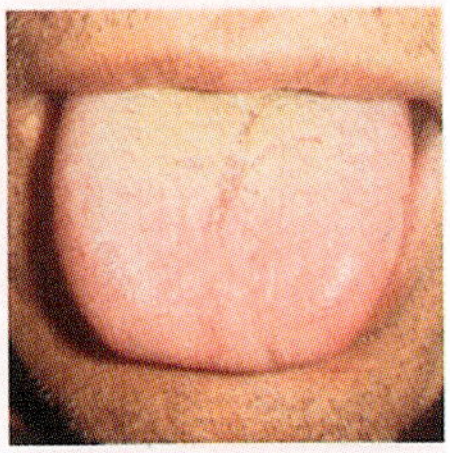
㉔
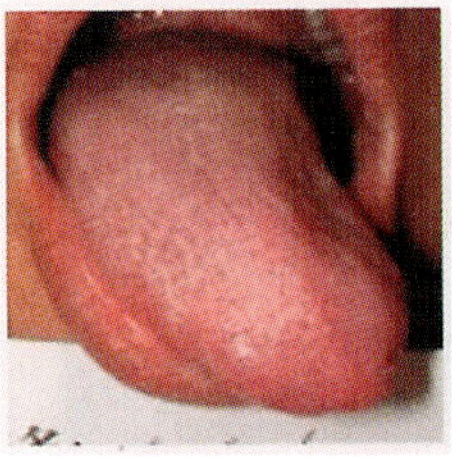

5) 설체가 습하거나 건조할 때

(1) 습설 ㉕

(2) 건조한 혀 ㉖

㉕
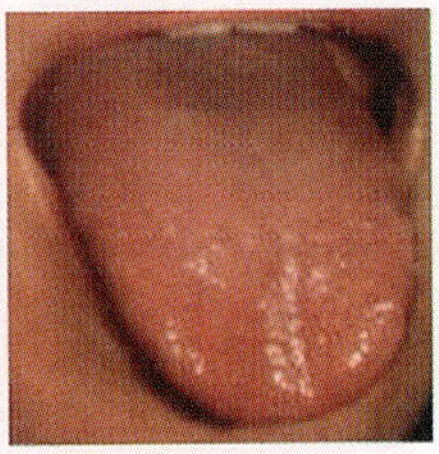
㉖
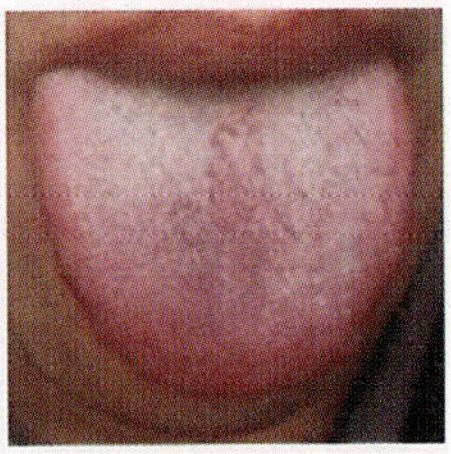

4. 설상관찰 순서

1) 전체 상황을 판단한다.

혀를 본다는 것은 우선 인체 내부의 물질과 에너지의 상황을 판단하는데 혀가 넓은가? 좁은가? 혀가 건조한가? 윤활한가? 설태가 두터운가? 기름진(매끈한)가? 이 3개 관점으로 시작한다. 혀의 형태는 크고 작고, 유연하고, 단단한 것, 넓고 좁은 것과 비뚤어진 상황 등이다. 설체의 크고 작음, 유연과 단단한 것은 인체 세포 내 물질이 충만하거나 모자람 상황을 반영한다.

혀가 넓고 좁음은 인체 공간 에너지 운행이 창통한가를 보여주며 혀가 크고 운행이 창통한가를 보여주며 혀가 크고 연함은 세포 내 수분 물질의 함량이 높다는 것을 설명하고, 혀가 크고 단단할 때는 세포 내 물질 함량이 높다는 것을 설명하고 어혈과 지체됨이 있고 농도가 높다는 것을 설명한다. 혀가 작고 유연할 때 세포 내 물질이 부족한 것을 설명하고, 혀가 작고 단단할 때 세포 내 물질이 부족하고 물질이 지체되었다는 것을 설명한다.

설체가 윤활, 건조함은 인체 세포 내 수분물질이 흥성, 쇠퇴함을 대표하며, 윤조가 적당하면 물질이 에너지 전환이 정상을 말한다.

설체가 과습하면 세포 내 물질 함량이 과다하며 세포의 공간에너지 전환이 순리롭지 못하다. 설체가 과도 건조하면 세포 내 수분 물질 함량이 과소로 물질과 에너지의 전환이 정상 진행되지 못하고 수분이 돌지 못한다.

설태는 인체공간에너지 변화의 상징이다. 설태를 통해 설질이 보일까 말까 할 때가 엷은 태이다. 설태를 통해 설질이 보이지 않는 것은 두터운 태이다. 황닉습태는 공간에너지 농도가 과도하게 높다는 것과 습기가 크다는 것을 설명한다.

설태가 황색이고 건조하면 공간에너지 농도가 높다는 것을 설명하고 수증기 함량이 낮다.

설태가 희고 기름지(매끈하)면 공간이 냉하고 차가우며, 설태가 희고 건조하면 공간이 건조하고, 설태가 검고 습하면 공간에 물이 많고 습이 중할 때이고, 설태가 검고 건조하면 공간이 탁하고 열이 극도로 높다는 것이며, 무태는 인체동력이 결핍하여 세포 내 물질이 세포 외 에너지로 전환되지 못하는 것을 설명한다.

2) 옴폭하고 볼록한 상황을 분석한다.

인체 물질 에너지의 운행상황을 파악 후 설질이 옴폭, 볼록한 상황을 분석한다.

설질이 옴폭, 볼록한 상황은 인체공간의학이 혀를 관찰하는 중점이며 4초의 순서에 따라 구체적인 혀의 형태에 따라 분석한다.

(1) 상초

a. 혀끝 구역

그림에서 보듯이 혀끝과 인체심장세포군과 맞대응 되며, 혀끝이 볼록하면 심장주위 공간에너지가 모인 것으로 심장본체 운동을 압박하여 혈액수출과 혈액회로에 영향을 준다. 심장과 폐가 서로 연계되고 영향을 주기에 심장을 깨끗하게 하려면 우선 폐 부위 공간에너지를 소통시켜야 한다.

혀끝이 파여 들어간 것은 심장에 혈액공급 부족으로 물질이 결핍하며, 혀끝이 복숭아 끝 같은 상태는 임맥, 독맥의 불합을 설명하고 에너지가 상호교차를 하지 못한다.

혀를 내밀 때 옆으로 비뚤어질 때(한쪽으로) 뇌부순환장애이며, 뇌혈전과 뇌출혈 등 뇌부병변을 예방하여야 한다.

b. 혀의 상초 구역

상초 폐 구역은 인체 후천동력이 원천이고 폐 구역 에너지가 상행하여 견갑골을 넘어 외초 구역으로 도착하여 하행하며 신장 구역에 충격을 주어 인체의 원동력을 증강시킨다.

혀 상초 구역이 볼록한 것은 인체 내부에 깨끗한 것은 오르고 탁한 것은 내리는 것에 저항이 있기에 임맥과 독맥단의 에너지가 순리롭게 공전에 참가하지 못한다.

c. 혀의 전중 구역

전중 구역은 인체메시지 창고가 있기에 중의에서는 "심주사"(心主思)라는 논술이 있고 혀 전중 구역이 볼록하거나 옴폭하게 파였을 때 메시지 창고가 깨끗하지 못하고 밝지 못하여 에너지 소통이 저하되며 머리 부위 병변, 정신과 정서방면의 병변도 여기와 연관된다. 그 외 메시지 창고가 막혔을 때 삼초에너지의 소통에도 영향을 준다.

(2) 중초

a. 설중초구역

중초 구역은 인체 물질과 에너지를 생산하는 기지이기에 설중초 구역이 볼록할 때는 이 지역의 물질, 에너지 전환이 실조되어 인체의 청승탁강에 장애가 있으므로 장이 항상 깨끗해야 되며 소화가 위주되어야 한다.

b. 혀의 변두리

혀 변두리가 볼록하면 삼초의 흐름이 원활하지 않다는 것을 뜻하고 간세포의 내외물질과 에너지 전환이 어려우며 내외물질과 에너지가 지체되어 간에 무리가 간다.

c. 설 중심선 양측

설 중심선 양측이 볼록한 것은 삼초공간에 수분이 과다하다는 것을 표시하고 혈이 지체되어 흐름이 좋지 않은 것이다.

(3) 하초

a. 설중초, 하초

설중, 하초연대가 볼록하면 중초 혹은 하초 에너지가 위로 오르는 동력과 운동이 부족함을 설명한다.

b. 설근이 두텁고 기름질(매끈할) 때

설근이 두텁고 너너한(기름진 것, 매끈한 것)은 인체하초공간에너지의 농도가 높아 흩어지지 못하고 상초 구역 에너지가 견갑골을 넘어 하행하는 영향이 미쳐 폐금이 "신수"(肾水)를 생산하지 못함을 설명한다.

c. 자루형의 혀

설근 부위가 혀끝보다 작을 경우 하초에너지 부족으로 추동력이 떨어지고 폐 부위 에너지가 "선화"(宣化)하지 못하며 견갑골을 넘어 하행하지 못하여 외초 공간에 도착하지 못함을 설명한다.

(4) 외초

a. 혀 전부가 볼록할 때

외초 공간이 뭉쳐서 에너지가 막힘으로 삼초에너지가 전환을 이루지 못하며 적취가 오래되면 연관된 장부에 병변이 생긴다.

b. 몽둥이 같은 혀

설체가 몽둥이처럼 굳으면 인체 내부 공간이 비어있지 않아 삼초와 외초 공간이 전부 막히게 된다.

5. 종합분석

전통중의의 설진과 비교하면 인체공간의학 설진은 관찰하는 내용과 순서, 방법, 변증 등 방법을 간소하게 하였으며 설진은 종합적이고 복잡한 과정이다. 같은 증세의 환자도 혀의 형태도 다르다. 다른 환자도 혀의 형태도 같은 경우도 있다. 어떤 경우에는 환자가 같은 증세지만 시간대에 따라 혀의 형태가 다를 때도 있다.

임상에서 증세와 소변, 대변의 상황과 결합하여 인체공간의학이 사용하는 약의 특징과 방법을 추구하여야 한다. 그래야만 인체 내부 물질과 에너지 운행상황을 정확히 장악할 수 있고 인체 질병의 근원을 찾을 수 있으며 설진으로 목표를 잡을 수 있다.

- 임상병명: 간암, 뇌경색, 경추병, 담결석, 신결석
- 증세: 좌반신이 저리고 차가우며 기침이고, 각 구역 통증, 좌이농(左耳聋)
- 설상 특징: 혀끝이 볼록한 것. 혀가 몽둥이 형태
- 종합분석: 삼초에너지 출구가 막힘으로 상중하 삼초에너지가 정체된다.

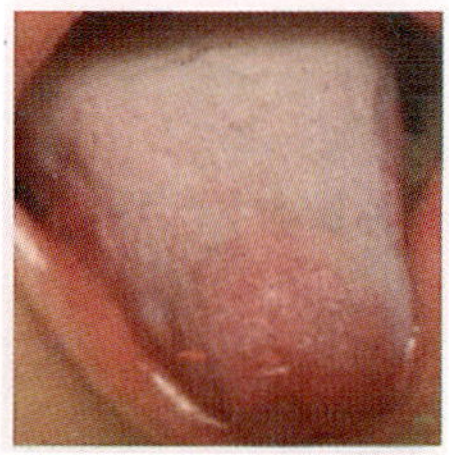

㉗

- 임상병명: 왼쪽 견갑골 부위 지방육류(肉瘤), 간장전의
- 증세: 왼쪽 어깨가 긴장하고 가슴이 답답하며 위가 팽창한다.
- 설상특징: 혀끝이 파이고 설중초 부위가 볼록 올라오고 설태가 황색이다.
- 종합분석: 상초에너지 출구가 막힘으로 중초 에너지가 지체되어 중초 공간에 습이 과중하다.

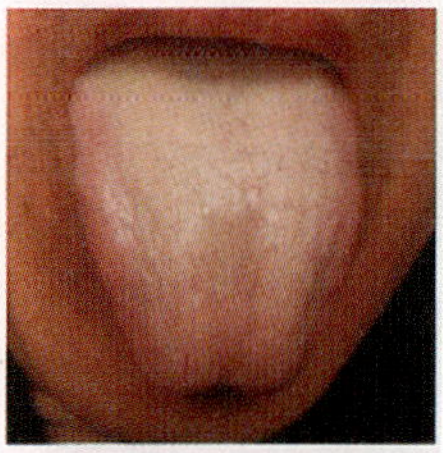

㉘

- 임상병명: 간암, 폐암, "문맥류전"(门脉瘤栓)
- 증세: 오른쪽 어깨 팔 통증, 복창, 허리가 시큰거리고 식사 후 위 팽창, 간 구역 위측 팽창, 우측 옆구리 통증
- 설상특징: 혀 변두리 지체, 설근이 움푹 파여 들어감
- 종합분석: 상초 출구가 막힘으로 에너지가 순리롭게 어깨 넘어

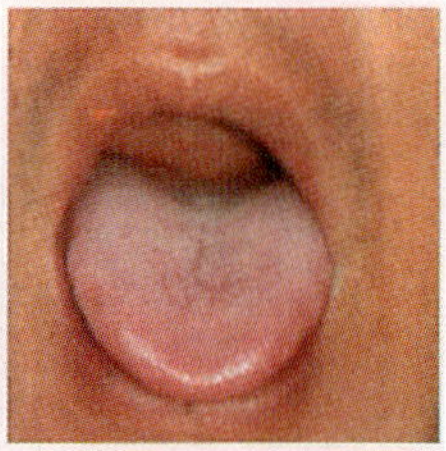

㉙

등 부위로 넘어가지 못하여 하초 동력이 결핍하다.

- 임상병명: 유방암, 수술 10년 후 우측 임파결(림프선)이 붓고 크며 양 폐에 전이, 우측 가슴에 물이 차고 두 눈이 야맹이다.
- 증세: 등 통증, 가슴이 답답하고 우측어깨 통증, 간 구역 통증, 인후부가 답답하고 힘이 빠지고 허리통증, 야간에 우측어깨 통증, 심장뛰이 느리다.
- 설상특징: 전중(횡경막) 부위가 볼록하고 설 중심선 양측이 볼록하며 설질이 자색 어혈이며 설체가 단단하다.

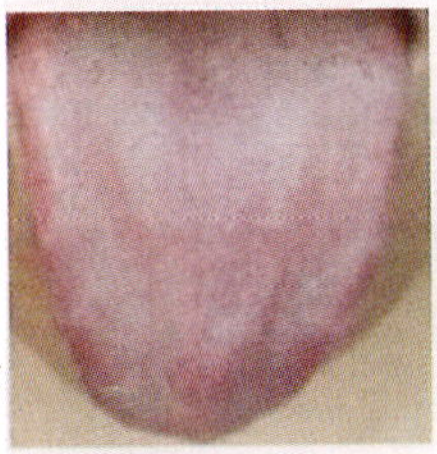
㉚

- 종합분석: 상초에너지 출구가 막힘으로 중초의 물질이 지체되어 물질 에너지 전환이 불리하여 세포 내 물질이 지체된다.

- 임상병명: 결장염, 위염, 담낭염, 경추병
- 증세: 등 통증, 위 통증, 복강통증
  아침에 대변을 한 번 보는데 변이 균형 잡히지 못한다(냉한 것 먹지 못한다).
- 설상특징: 혀끝이 파여 들어가고 설중심선 양측이 볼록하며 설근 부위가 뚜렷하게 설중 상초보다 좁다.

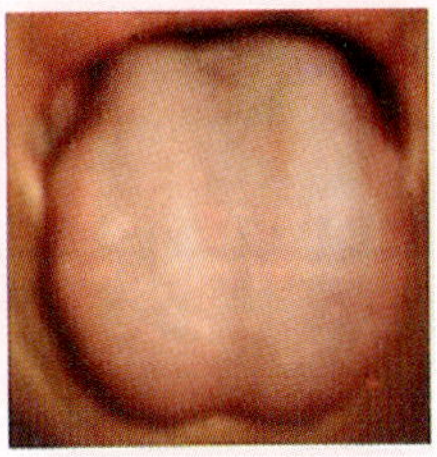
㉛

- 종합분석: 중, 하초 에너지가 순리롭게 전환되지 못하여 에너지가 위로 올라가는 추동력에 불리하다.

- 임상병명: 결장암 수술 후 간 전이
- 증세: 간 구역 통증, 위 팽창, 허리 통증, 하복부 통증, 항문이 가끔 통증이 있으며, 소변 통증, 밤새 소변을 참아 허리가 시큰거린다.
- 종합분석: 상초에너지 출구가 막힘으로 하초공간 에너지 농도가 높아 세포 내 물질이 지체된다.

- 임상병명: 좌측 비강 암 수술 후 극 부위 재발 위로 침범하여 "전뇌와"(前颅窩; 두개

와)와 우측 안광, 양측 폐암, 우측 쇄골 위 종경임파 결절이 붓고 큰 것

- 증세: 광선을 무서워하고 두통이며 머리가 터질 것 같고 경추 부위가 가려우며 좌측 견갑골 통증, 기침, 좌측경추 부위 통증, 흉통(위치는 고정되지 않음), 코피 흘리고 몸이 나른하며 힘이 빠진다.
- 설상특징: 설전 구역이 옴폭하게 파이고 설중초가 볼록하며 설체가 단단하고 경직이다.
- 종합분석: 상초출구 막힘으로 에너지가 순리롭게 어깨 넘어 등쪽으로 내려가지 못해 중초에 집결되어 세포 내 물질이 지체된다.

6. 설진이 임상에서의 응용

1) 변증과 변설결합

임상에서 인체공간의학은 "병명은 버리고 증세만 참고하며 병의 원인을 찾는다"는 것은 병명을 짓는 것을 타파하고 질병의 근본 원인을 찾는다는 뜻이다.

그러나 양의의 병명도 어느 정도의 참고로 제공된다. 특히 암 치료의 경우에 CT, B超(B형 초음파 검사) 등을 이용하여 임상에서 질병상황, 의사와 환자 관계표에 중요한 작용을 한다. 예를 들면 간암을 볼 때 주동맥 옆 임파가 부었는지? 커졌는지? 복수가 있는지? 큰 암덩어리인지? 작고 흩어진 것인지? 폐암일 경우 골격으로 전이되었는지? 흉수가 있는지? 머리 부위로 전이되었는지? 등으로 참고한다.

양의의 진단결과를 참고하고 설진을 주요 수단으로 하고 환자 신체 내부 물질 에너지의 운행전환 상황을 판단하여 질병의 근본원인 존재를 찾는다. 예를 들면 산부인과 질병을 볼 때 자궁 "肌瘤"(기류; 근종), 염증 등의 원인이 병변부위에 있는 것이 아니고 깨끗한 것은 오르고 탁한 것은 내리는 과정에서 물질 혹은 에너지 운동에 저항이 오면서 어혈 자체가 형성된 것이다. 설상에서 관찰해 보면 혀의 상초 부위가 볼록하다.

또 "우피선"(牛皮癬)을 볼 때 피부병변이 아니고 물과 습의 분포가 불균형 혹은 물과 습의 과다로 형성된 것이다. 설상에서 관찰하면 설 중심선 양측이 볼록하게 올라 왔다.

2) 설진의 변화과정

환자의 다양한 설상을 수집 정리, 대비한 연구결과로 치료과정을 반영시킨다.

설상의 변화도 질병의 진행상황을 볼 수 있다. 예를 들면 암의 원인은 공간 고에너지가 급격히 모이기 때문이고 혀를 볼 때 볼록하게 올라온 구역이 존재한다. 중의의 관점으로 볼 때 암 증세와 발병과정은 증세와 증세가 상가하는 과정이며 어혈, 물습, 기가 허한 3증이 더한 것이기에 본이 허고 표가 실증이다. 치료과정은 증세를 상감하는 과정이며 3증에서 한 개 증세를 덜어내고 또 하나 증세를 덜어 치유될 때까지 치료한다.

이런 변화가 부동한 시기에 설상에서 모두 관찰된다. 설상의 전후대비를 통하여 양의의 검사 진단결과와 결부하면 더욱 정확하게 환자의 질병변화를 장악할 수 있다.

【예1】

이상은 한 간암 환자가 진찰과정에서 찍어온 6개 설토이다.

이 환자는 여성이고 66세이다. 2005년 9월 28일 병원에 검사결과 간암이다. 크기는 2.9×2.60cm인데 담낭, 담총관까지 침입하였다.

2006년 10월 13일에 인체공간의학 요법을 받았는데 49일 만에 간암이 치유되었다.

설도에서 분석할 때 환자의 혀가 나무몽둥이 같은 형태이며 상초부위 에너지가 지체되었고 세포운동이 불리하며 공전의 상부 입구가 막혔으며 공전이 창통하지 못하다. 중, 하초 에너지 부족으로 동력이 결핍하며 에너지가 위로 운행되지 못하여 청승탁강이 막혀 물질과 에너지 상호전환이 실조되었다. 12월 8일 설도를 보면 혀가 펴졌으며 몽둥이 모양이 사라졌다. 이것은 상초 부위 에너지 지체 정도가 많이 감소되었다. 중, 하초 에너지가 위로 올리는 운동공간이 확보되었고 물질과 에너지 전환 실조도 조정되었다는 것을 설명한다.

【예2】

이상은 한 폐암 환자가 치료과정 찍은 6개 설도이다. 이 환자는 남성이고 56세이다. 병원에서의 진단은 우측 폐 상엽 중심성 폐암이다. 항암치료 3번한 상태에서 지인의 소개로 내원하여 인체공간의학 요법을 받았다. 2006년 12월 병원에 검사한 바에 의하면 종류 없고 우측 폐엽문흉막이 비대하다. 설도에서 분석하면 환자가 입원 시 상초에너지가 막혀 대면적 수습이 형성되었으며 공전이 정상 운영되지 못하고 중초경막 이하 에너지가 막히고 위로 올리는 운동이 되지 못하며 혀 양측 변두리가 지체되어 세포개합이 불리하여 물질과 에너지 전환이 실조이다. 하초에너지 부족으로 물질이 모이고 습기가 중하여 명문 구역이 무동력이다. 2006년 12월 12일의 설도를 보면 이 상황이 개선된 것이 보인다.

【예3】

이상은 한 환자가 치료 과정 중에 찍은 6개 설도다. 이 환자는 남성이고 42세이다. 만성알코올성간경화, 만성신기능불전, 신병종합증, 신장병, 비장이 큰 증세이다.

2006년 4월부터 치료를 받았는데 4개월 후 "기항"(肌酐: 크레아티닌creatinine), "요소단"(尿素蛋) 등 각종지수가 정상 회복되었다. 이 환자가 처음 입원할 때 설도는 상초가 지체되었고 세포 내 수분운동이 불충분하며 공전운동이 창통하지 못하기에 상초지체, 중초에너지 적취, 세포 개합이 불리하며 물질과 에너지 상호전환이 실조 등이다.

상초압력이 과대로 삼초수로가 불통이며 하초에너지 부족으로 명문 구역이 무동력이다. 11월 9일 설도에 나타나기를 상초가 지체된 것이 해제되었고 삼초에너지가 창통되고 명문 구역 동력이 증가되었다.

3) "치미병"(治未病)

중의는 "성인은 병든 것을 치료하지 않고 병이 오지 않은 병을 치료한다"는 말이 있는데 사람들은 몸이 병이 들기 전에 예방을 하여 질병이 발생하는 것을 막아 병을 제거하고 몸을 건강하게 하는 목적에 도달한다. 오늘날에는 사회의 발전을 따라 절제된 생활과 생존환경 등의 많은 변화로 수많은 사람들이 건강과 질병의 중간상태 - "아건강"(亚健康) 상태가 되어 기억력 감퇴, 피로, 감기가 자주 걸리고 식욕부진, 두통 등 증세가 보인다.

현대의학 수단으로 소위 건강한 사람으로 확정되지만 실제로는 비건강상태에 처해 있으며 몸이 부분 기능이 실조이며 그 중 부분 사람들의 장부 질환이 임상 질병으로 형성되는 과정을 의료기계로 검사할 수 없으나 설상에서는 이미 표현되었다. 만약 정확한 진단치료가 이루어지면 질병도 예방된다.

제9장

인체공간의학의 용약

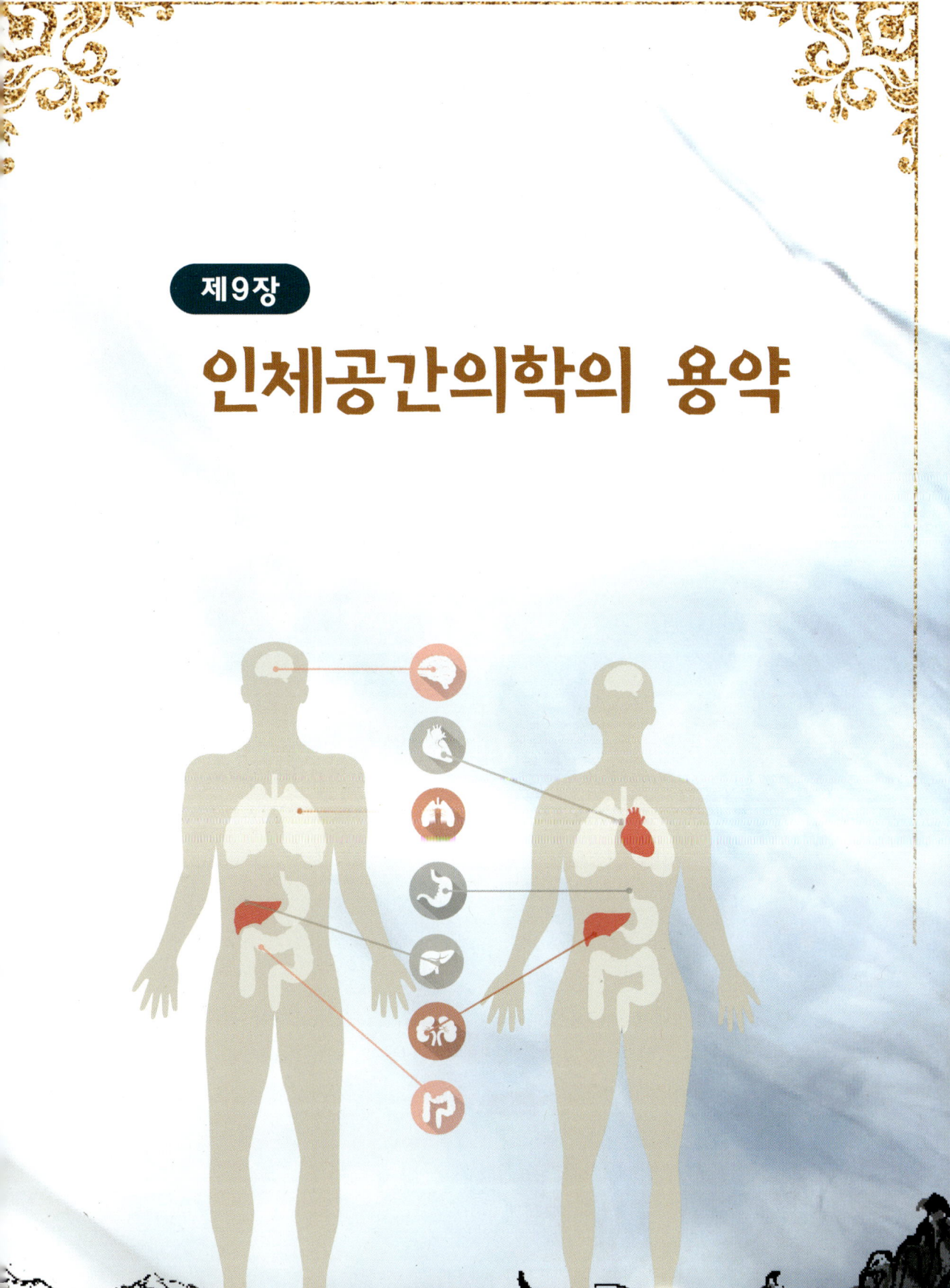

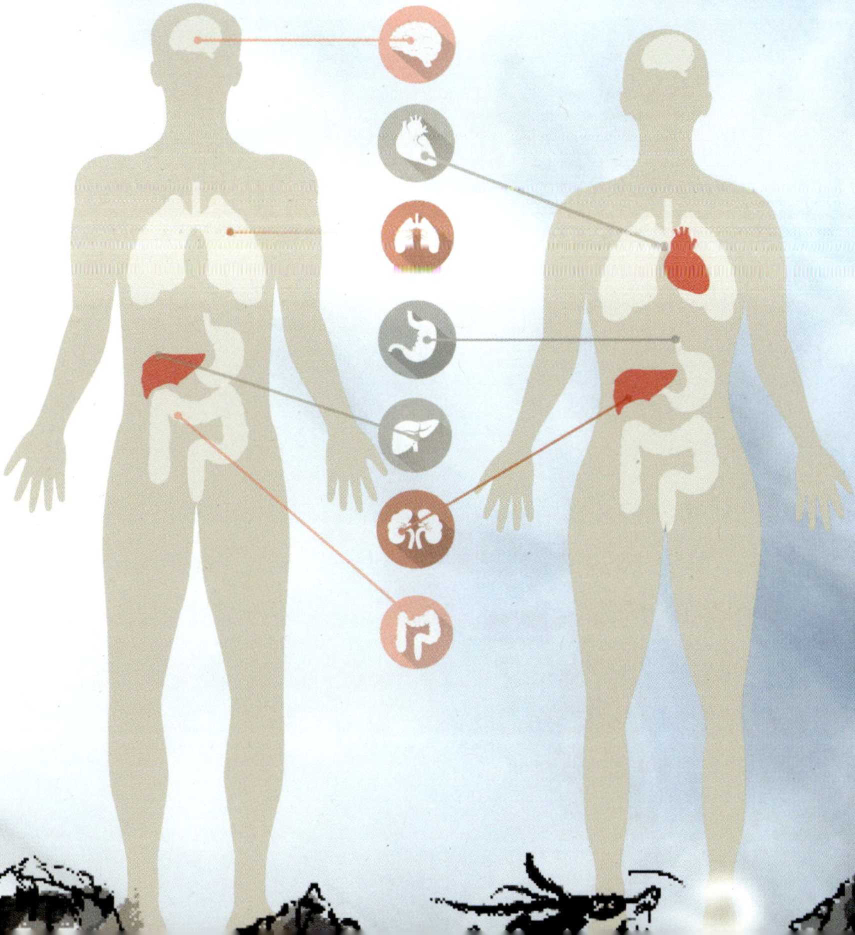

转化, 使空间内的能量如行云流水般畅通无阻。

"인체 내에서의 전환은 공간 내의 에너지가 마치 구름이 떠다니고 물이 흐르는 것처럼 막힘이 없노라."

1. 중의약 약성의 새로운 인식

1) 사기오미

중의약은 전통적 의료도구인데 약물의 "총강"(总纲)은 4기5미다. 4기는 한, 열, 온, 냉이고, 5미는 산, 신, 고, 감, 염이다.

인체공간의학에서는 약물의 기와 미는 인체공간에서 작용하여 세포 내외 물질과 에너지의 전환을 일으키고 공간에너지 농도와 압력을 개변시켜 에너지를 창통하게 한다. 구체적으로 말하면 중약의 4기5미는 세포와 세포 간에 작용하며 인체공간은 4기5미가 발생, 작용하는 장소이다.

모든 약물이 서로 다른 기와 미가 있고 특정 장부에 작용하는 것은 아니지만 인체국부공간에서 작용하여 공간 에너지의 농도와 압력의 변화를 주고, 세포 내외 물질과 에너지 변화의 방향에 영향을 미친다.

세포 외 에너지 농도가 높고 압력이 클 때 기와 미의 작용하에서 세포 내에 침투되어 물질로 전환된다. 중초약의 작용이 국부공간의 농도변화를 개선시켜 장부와 경락의 기능도 개선시켰다. 예를 들면 인삼은 하초 공간의 에너지 농도를 강화시키고, "야교등"(夜交藤)은 우심방 외측 공간 에너지 농도를 저하시키며, 압력을 내려 우심방의 회류량을 증가시키기에 정맥 질병치료에 많이 활용되는 약물이다.

2) 약물은 경맥에 귀속된다

중의에서 약물이 경맥에 돌아오게 한다는 것은 "귀경"(归经: 경맥에 귀속한다)을 분석해 보면 귀속하는 곳이 약물이 작용하는 시점인 것이 아니고 약물작용의 종점이다. 인체공간의학에서는 약물작용의 종점만 연구한 것이 아니라 약물작용의 시점도 연구하였다. 시점부터 종점까지 모두 약물이 작용을 발휘하는 장소이며 약물이 경맥에 따른 모든 부위에 영향을 발생시켜 약물의 가치를 대폭 넓혀준다.

인체공간의학에서 볼 때 황기 작용의 시점은 인체 회음구역이고 해저론"(海低论) 부위 세포의 작용을 가감하며 공간의 에너지 물질을 증가시켜 종점인 폐에 역할한다.

운동과정 중에서 에너지가 인체의 기타 부위에 작용하고 자궁, 비장, 위 부위에까지 이르며 비장, 폐의 기가 허한 것과 중기가 내려가 자궁하수, 위하수, 소식, 피곤, 변혈, 붕루, 탈항 등을 치료한다.

폐 부위에 작용하여 폐의 기를 증강, 보하고, 에너지 운동의 증가로 세포 외의 에너지 물질을 증강시키는 것은 땀을 멈추고 "염한"(敛汗), "위고"(固卫)하는 작용을 한다.

또 예를 들면 "독활"(独活)은 외초공간 상부의 에너지를 아래로 내려 허리 부위를 통과하여 족부에 도착하기에 신장을 보하고 허리통증을 치료한다. 수많은 의사들은 처방시 "강활"(羌活)과 "독활"(独活)을 동시에 사용한다.

본초강목에서 강활과 독활은 관절통증을 치료한다고 기재되었다. 인체공간의학에서는 강활의 운행은 족부부터 시작되어 머리가 종점이고, 독활의 운행은 머리부터 시작되어 족부가 종점이다. 약물에너지운동의 작용을 응용하여 양자의 치료범위를 더욱 확장시켰다.

"길경"(桔梗)의 시점은 양 옆구리이기에 양 옆구리의 에너지를 위로 운동시켜 폐 부위 공간에너지에 충격을 주기에 "길경"이 "선폐"(宣肺), 간을 편안하게 하고 어혈을 푼다.

본초강목에서 "길경"의 기능은 "선폐", "화담"(化痰)인데 기실 이것은 "길경"이 에너지 운행 종점에 기능을 발휘한 것이다.

"박하"(薄荷)의 시점은 세포 내부인데 세포 내 부위의 에너지를 흩어지게 하여 공간에 도착하게 하기에 종점은 "주리"(腠理)이다. 그러기에 속열을 인도하여 표층에 도달하기에 풍열로 인한 감기를 치료할 수 있고 간을 편하게 하고 어혈을 푼다.

"시호"(柴胡)의 시점은 간 구역의 주위 공간이기에 간 구역 공간의 에너지를 위로 올려 상초 폐 부위에 도착하기에 폐 부위 열량을 증가시키기에 "시호"를 사용하는 과정에서 폐렴을 일으키고 사용과정에서 동시에 폐 부위의 열량을 흩어지게 한다.

"산약"(山药)은 신장 부위에서 시점으로 시작하여 폐 부위를 종점으로 하기에 "중기"(中气)와 폐기를 보충한다.

"생맥아"(生麦芽)는 시점은 간 구역 주위의 공간이기에 간 구역 공간의 에너지가 격하를 따라 왼쪽으로 운동하여 왼쪽 심장 아래로 도착하여 좌심하의 에너지 압력을 증가시키기에 "심방섬전"(心房纤颤: 심장이 마구 뛰는)하는 것을 치료한다.

약물의 시점과 종점을 장악하여야만 에너지 운반과정 중에 정확하게 약물을 응용한다.

3) 약물 가치를 높인다

약물이 인체공간의 시점, 종점에서 작용한다는 것을 알면 약물의 가치가 더욱 높아진다.

인체공간의학에서는 약물의 기능과 주치에 의해 질병과 맞대응시키지 않는다. 한마디로 약물의 성능을 포괄하여 "일언본초"(一言本草)라 한다. 일언본초는 약물을 기능과 주치로 매몰시키는 것이 아니고 약물의 기능과 주치의 근원을 찾는 것이다. 일언본초를 응용하면 약물의 특성을 더욱 깊이 인식하여 임상치료에 더욱 도움이 된다.

아래에 일상에서 자주 쓰는 약물작용을 소개한다.

"갈근"(葛根)의 경우 인체공간의학에서는 중하초의 수증기를 흩어지게 하여 인체근육말단까지 보내기에 인체말초수분의 병변을 모두 치료할 수 있다고 본다. 이것이 갈근의 성능이다.

인체공간의학의 임상에서 발견한 것으로 "백질려"(白蒺藜)가 횡경막 이상의 미순환, 미혈관을 시키기에 "소간해욱"(疏肝解郁: 간의 소통, 우울함을 푼다), "거풍명목"(祛风明目)한다.

인체공간의학에서는 "백작"(白芍)이 세포외 에너지가 세포 내 물질 전환을 촉진시키고 정맥의 회로를 증가시킨다.

"적약"(赤芍: 적작약)은 세포 내부의 물질어혈 지체를 창통하게 하고, 세포 내 물질 "어체"(淤滞)된 것을 푸는 약물이 "도인"(桃仁: 살구씨) "단삼"(丹参)인데 이 "삼미작"(三味药)을 사용하면 약 효능이 동맥혈관에서 효능을 발휘한다.

"울금"(郁金), "백작"(白芍) 약은 정맥혈관에서 약효를 발휘한다.

인체공간의학에서는 오미자가 회음 구역의 에너지를 수축시키므로 에너지가 독맥단락에서 임맥단으로 유통이 증가되어 에너지 운전차수가 많으면 많을수록 에너지 변화가 더욱 커지며 충격력도 더욱 커진다.

"천궁"(川芎)의 주요기능은 혈의 활약, 기의 운행, 바람을 거두고 지통하기에 월경불순, 폐경 통경, 복부통증, 가슴, 옆구리 통증, 붓기며 통증, 두통, 풍습통 등에 쓰인다.

인체공간의학에서 “천궁”은 전신 혈관을 소통하고 혈관 내 혈액흐름의 강도가 높아져 독맥단인 대추부터 미골까지에 작용하기에 많은 부위 질환을 치료할 수 있다. “천궁”이 혈관 내벽의 추동력을 증가시키기에 중의에서 “천궁”을 “혈중지도”(血中之刀: 혈중의 칼)이라 명한다.

“생백출”(生白术)은 배꼽 안측 주위 공간의 수분을 증가하여 비장과 위에 추동을 주기에 “윤변, 통변”(润便, 通便)이 된다.

백출을 볶으면 배꼽 안쪽 내부 공간의 수분을 흡수하기에 설사를 멈춘다.

본초에서는 “백출”(白术)이 비장을 건강하게 하고 보하는 작용이 있다고 보고 인체공간의학에서는 “백출”이 “건비보비”(健脾补脾: 비장을 건강하게 하고 돕는)의 진정한 원인을 연구해 냈다. “백출”에 “길경”을 더하면 중초를 보하는 효과가 가강하여 배꼽 아래의 모든 암을 치료한다.

“백출”(白术)에 “향부사”(香附子)를 더하면 인체 하지 부위의 질환을 치료한다.

예를 들면 “고골괴사”(股骨坏死: 양다리 관절이 붓고 통증) 등이다.

수년 동안 사람들은 약물성분에만 연구하여 약물의 성분이 사람에 보충되고 사람에게 어떤 문제를 해결하는 것에만 관심을 가졌다. 연구과정에서 양의의 사고방식을 채용하여 “황기정”(黄芪精), “인삼액”(人蔘液), “당귀액”(当归液), “시호맥”(柴胡液), “박하액”(薄荷液) 등을 만들어 내었지만 약물의 가치를 매몰시켰고 약물의 성능을 없애버린다.

인체공간의학에서는 약물의 기능을 다시 평가하고 약물의 가치를 제고시켰다.

2. 중약의 독특한 응용법

1) 약물응용의 부작용

인체공간의학에서 약물 부작용이란? 본초에서 언급하지 않은 약물작용과 정상적으로 약을 사용 후 나타나는 “연쇄반응”(链锁反应)을 가리키는데 보통 약물부작용은 흔히 보이는 약물의 불량 반응인데 약물 사용량에서 나타나는 것으로 환자가 불편해 하거나 가벼운 통증이 오는 증상인데 대부분은 기능회복이 가능하고 약을 멈추면 증세도 금방 사라진다.

약물이 운동과정에서 발휘되는 작용에 양면성이 있다. 동일한 약물이라도 동시에 흩어지고 보하고, 농도가 높거나, 약하며, 보하고, 사하고, 열을 내리고, 결절을 흩어지게 하는 것과 열이 적취되고 지체가 형성되는 특성이 있다.

예를 들면, "석창포"(石菖蒲)는 머리 부위의 에너지를 가슴 중간으로 하행시키기에 머리 부위 에너지를 변화시키고 갱신시킨다. 그러나 머리 부위 에너지가 하행하면 아래부위 에너지 필연코 위로 보충되어야 하기에 "석창포" 사용량이 과다하면 허리 부위 에너지 손상이 오므로 "두충"(杜仲), "모구"(毛狗) 혹은 "기과"(杞果)를 보충하는 것이 필요하다.

예를 들면, "백두옹"(白头翁)이 습열을 내리고 해독하는 작용이 있지만 부작용으로 명문부터 미골 부위지간의 세포와 정미물질의 질량을 높인다.

또 예를 들면 "빈랑"(槟榔)은 위장을 청결하게 하지만 "빈랑"이 원기를 보하기에 위와 장이 청결하여야만 인체의 원기가 회복된다.

약물의 본질적인 작용을 이용할 뿐 아니라, 약물의 부작용도 이용하여 양측의 재결합으로 약물의 기능을 충분히 발휘시킨다.

예를 들면, "시패"(浙贝)는 본초에서 흉부의 에너지를 흩어지게 하여 여러 가지 흉부질환을 치료한다고 보는데 인체공간의학에서는 "시패"로 신장을 보하며, 가슴 부위 에너지가 흩어지게 하므로 가슴 부위 에너지가 견갑골을 넘어 외초 공간으로 가고 마지막으로 명문에 도착하여 명문구역의 세포운동을 활발하게[하여 신장을 보하는 작용을 한다.

"시패"가 당뇨병도 치료하는데 가슴 부위 에너지 압력을 낮추어 복부에너지가 위로 운동되어 "비장"(脾脏) 주위의 압력을 낮추어 "비장" 기능을 정상으로 회복시키므로 "시패"가 당뇨병을 치료할 수 있다.

"과루인"(瓜蒌仁)은 본초에서 폐를 윤활하게 하고 변을 잘 누게 한다고 기재되어 있는데, 공간의학에서는 "과루인"을 사용하여 신장을 보하고 폐 부위 에너지가 견갑골을 넘어 후방운행을 하여 신장 주변의 세포활동을 도와 신장을 치료한다고 본다. 신장구역 동력이 증가됨으로 장 부위 율동도 증강되며 대변건조도 치료한다.

"길경"(桔梗)은 공간의학에서 양 늑간에 에너지를 높여 폐 부위 에너지에 충격을 형성시켜 "선폐"(宣肺) 작용을 하고 동시에 양 늑간 에너지를 위로 운동시켜 하부 에너지를 위로 보충시키며 에너지 올림을 억제시키고 세포 내 물질을 아래로 운동시킨다. "길경"과 "천군"(川军)을 배합하면 대변이 굳는 것을 치료한다.

2) 약물 승강 부침의 응용

인체공간의학에서 약물의 "승강부침"과 인체에너지의 승강출입 간에 대응관계를 존재한다. 승은 상승이며 올린다는 의도가 있다. 약물은 위로 올려 미는 작용이 있다.

강(降)은 하달, 강역이란 뜻인데 약물이 아래로 향하는 추동력이 있다.

부(浮)는 밖으로 발산한다는 뜻인데 약물이 작용하는 공간은 세포 내에서 세포외로, 공간에너지 압력을 증대시킨다.

침(沈)은 안쪽으로 수렴하는데 약물이 작용하는 공간은 세포 외에서 세포 내로 세포 내 물질 농도를 증가시킨다. 약물의 승강부침은 약물의 내적인 요인으로 결정되며 "포제"(炮制), "배오"(配伍)의 요인에 영향을 준다.

에너지 사이에 상호충격이 생산되는 것은 인체 에너지의 "승"과 "부", "강"과 "침"의 관계를 조정하는 것이다.

위로 올리고 추동하는 에너지와 상부에 떠 있는 약물에너지가 서로 충격하였을 때 에너지가 발사되고, 에너지가 상호충격과 자극을 받으면 에너지 흐름의 추동력을 촉진시킨다.

상대적으로 "강"과 "침"의 관계도 마찬가지이다. "승"과 "부", "강"과 "침"의 상호 충격을 실현하려면 다른 비율의 약물을 사용하여야 한다.

"승"과 "부"의 비율은 "강"과 "침"의 비율보다 높아야 하는데 "승"과 "부", "강"과 "침"의 비율은 최소한 2:1이어야 한다.

처방에서 30g, 40g도 있고 3g, 4g도 있는데 목적은 약물 간의 비율을 넓히기 위함이다. 예를 들면 하초 혹은 다리 부위의 에너지가 너무 많을 때, 혹은 에너지가 하초와 하초 이하 부위에 많이 뭉쳤을 때 필연코 하초 이하 부위, 공간에너지 부족을 조성하게 된다. 그러기에 반드시 남아도는 에너지를 부족한 곳으로 이동시켜야 한다. 혹은 에너지를 아래에서 위로 추동시켜야 한다. 그러기에 약물사용시 "승"과 "부" 기능이 있는 약물을 선택하는데 이는 약물이 위로 올리는 작용이 있어 에너지 부족 부위에 에너지를 증가시킨다.

3) 약물의 용량 차이

공간의학에서 약물을 사용할 때 용량상에 차이가 있다. 같은 맛의 약도 사용량에 따라 약효도 다르다. 예를 들면 "시페"(浙贝)는 사용량이 적을 때는 가슴 부위 에너지가 정체된 것을 흩어지게 하고, 사용량이 많을 때는 가슴 부위 에너지를 견갑골을 넘어 외초 구역 운동을 유도하며, 신장 구역 주위의 세포에 충격을 주어 신장 구역 세포운동을 증강시켜 신장을 보하는 기능이 있다.

또 예를 들면 "포공영"(浦公英: 씀바귀) 2g이 회음 구역 에너지를 위로 올리는 운동을 유인하여 견갑골을 넘어 외초 공간 운동을 하게 하며, 7g을 사용하면 하초 공간 에너지 운동을 유인한다.

중의에서 임상에서 약을 사용할 때 "약미"(药味: 약맛)와 "제량"(制量)의 관계와 치료시 작용을 매우 중시한다. 청나라 때 "왕임청"은 약의 맛도 중요하지만 분량 사용이 더욱 요긴하다, "상한론"에서 "계지가계탕"은 "계지탕"의 바탕에서 "계지"(桂枝)의 용량을 가중시켜 "조화영위"(调和営卫)를 치료하고, "태양중풍증"(太阳中风证)도 치료하며 "지충해표"(止冲解表)를 변화시키며 "한승양쇠"(寒盛阳衰)를 잡아준다.

인체공간의학의 용약의 특색은 약을 적게 쓰고, 약용량이 정밀하다. 약량이 1~7g 사이일 때 공전창통의 원칙으로 하기에 마치 전쟁터에서 전멸전을 할 때 집중적으로 적들을 소멸하는 것이다. 약물의 용량에 따라 작용을 발휘는 공간도 달라지기에 다수 상황에서 용량이 매우 적을 때 효능이 더욱 좋다.

예를 들면 "시호"(柴胡) 1g이 2g, 3g보다 효과가 더욱 좋다. "시호" 1g일 때 화살촉형처럼 전진하고, "시호" 2g일 때 투박하게 전진하기에 운동과정에서 생산된 마찰력이 크고, 막는 힘이 크다. 용량이 적으면 운동속도가 빨라지고 충격력이 형성되어 치료효과가 더욱 좋다.

3. 작은 처방으로 병 치료한다

1) 작은처방의 정의

전통 본초강목의 "성, 미 귀경"(性, 味, 归经)을 연구하는 바탕 위에, 인체공간의학은 "본초"(本草)의 가치를 더욱 제고시켰고 "본초"의 응용범위를 더욱 넓혔다.

대량의 임상실천과정에서 "용약"(用药)을 더욱 정밀하게 골라서 인체 공전(人体公转) 운행 창통을 기초로 하는 사용약의 공식을 찾았다.

이것이 "작은 처방으로 병 치료한다"이다. 이는 수천 가지 중약처방에서 "포공영"(**浦公英**), "독활"(**独活**) 등 6가지 일반 초약을 핵심용약 처방으로 사용한다.

환자의 병증을 근거로 약의 비율을 조정하고 매개 처방에서 5가지 약을 초과하지 않으며 매개 약의 용량을 7g을 초과하지 않는다.

약을 선별할 때 정밀해야 하며 약력을 집중시켜야 "업그레이드"된 효능이 있다.

작은 처방이 병 치료하는 데에는 처방이 비록 적지만 아주 깊은 용약 철학이 깔려 있다.

"작은처방"[**小方**]은 인체공간의학이 갖고 있는 "방제"(**方剂**)이며 독특한 규칙과 규율이 있다.

중의는 경험처방, "편방, 단방"(**偏方, 单方**)이 있지만 "소방"은 없다. "험방"(**验方**)은 저명한 의학자들이 치료과정에서 얻어낸 처방이다. 진일보하여 말하면 "경방"(**经方**)은 "장중경" ≪상한잡병론≫(**伤寒杂病论**)의 처방이다. 예를 들면 신장이 음양허인 "신기환", 비장과 위의 "허한" 치료엔 "리중환"(**理中丸**)이고, 대변이 불통일 때는 "마자인환"(**麻子仁丸**)이다. 그리고 "험방"(**验方**)은 "장중경" 이후의 역대 의사들이 창조된 처방이다. 예를 들면 신장이 "음허"일 때는 "육미지황환"(**六味地黄丸**)이고 심장이 "음허"할 때는 "천왕보심단"(**天王补心丹**)이며, 간장이 우울하고 "혈허"(**血虚**)할 때는 "소요환"(**逍遥丸**)이다. 기와 혈이 허할 때는 "판진탕"(**八珍汤**)이다.

"경방, 험방"은 중의의 기본이론 체계를 따른 것이다. 약물의 "성, 미 귀경"(**性, 味, 归经**) 기능과 특징 등이 포함된다.

이 "이, 법, 방, 약"(**理, 法, 方, 药**)의 연계는 이론이 실제 연구성과 연계된다. "편방, 단방"(**偏方, 单方**)은 민간에서 병 치료시 경험과 인식에서 형성된 처방이며 불확정성과 개체안전성을 구비되는데 이것들은 모두 "작은 처방"[**小方**]과 다르다.

2) 작은 처방이 병 치료의 원리

작은 처방이 병 치료에는 공전을 창통시키는 것이 원칙이며 "병 이름을 짓는 것을 타파하고 질병증세만 참고하는" 것을 강조하고 기능을 조정하여 그 질환을 제거하는 것을 주장한다.

작은 처방은 약 용량이 적고 "약미당"(**药味淡**: 약미가 미세)하며 "기미경"(**气味轻**: 냄새가 약한) 것이고 인체공간에서 움직임이 신속하여 공전에 귀속된다. 공전 과정 중에서

고 에너지가 운행 중에 자동적으로 "혼합", "이화"에 참여하여 흩어지게 한다. 전통중의에서는 "사"(邪) "독"(毒)의 개념이 있고, 인체공간의학에서는 소위 "사"는 "정기가 모인 것"이기에 "사기가 흩어지면" 정기로 변화되기에 폐품이 보배로 바뀌는 것으로 에너지 재활용이다.

소위의 "독"은 "습이 이기고", "어혈이 이기며", "열이 이겼거나" 혹은 "어혈로 인해 운행되지" 않은 것이다.

소위 "지체"[滯]는 "건조가 이겨 진액이 없는" 것은 "습이 과대로 경맥을 막힘"이다. "사, 독, 체"(邪, 毒, 滯)의 문제점은 모두 공전으로 해결할 수 있다.

공전으로 창통을 이루는 과정에서 우선 운행하고, 우선 통하며, 우선 공간을 보유해야 후 변화를 이룬다.

공전창통에는 행, 보, 배출, 에너지 갱신이 포함되어 있다.

복용 후 인체 내에서 에너지 운동이 일어나는데 환자가 구토, 설사, 발한, 발열 등 여러 가지 변화를 보이며 아주 빠른 시간 내에 효능을 본다.

공전창통으로 인해 통하지만 흩어지지 않고, 보하지만 지체되지 않으며, 사하지만 기진맥진이 없고, 인체 총 지휘기관과 인체 총 기능 운행을 틀어지는 것이 관건이기에 인체 내부에 화합, 절제 있는 환경을 조성하는 것이 필요하다. 작은 처방이 병 치료하는 것은 인체 에너지 집결을 소통하는 것이다.

이 점에서 말할 때 전통의료방법과 공통점이 있다.

전통의료방법은 예를 들면 안마, 괄사, 침구 등으로 에너지가 지체된 곳에 압력을 넣고 두드리고, 안마 등 방법으로 에너지를 소통시켜 통증을 해소시킨다.

그러나 압력 넣는 부위, 압력이 크고, 적음을 정확하여야 하지만 만약 시술이 부적절하면 통증을 이완시키지 못하고 불쾌감을 줄 수 있다.

작은 처방 치병 이론을 이해하여야 하며 공간 에너지가 존재한다는 것과 에너지 혼합, 이화 과정에서 "상"(象)의 변화가 있다는 것을 인식하여야 한다.

인체 공간의 에너지가 변화를 일으켜야만 인체 기능이 조절되고 인체 질병도 제거된다.

이것은 "영가화"(零加画)란 옛적의 수련이론이 의료 측면에서의 응용이며 인체 과학의 깊이 있는 연구이다.

3) 6가지 흔히 쓰이는 약성

작은 처방에서 흔히 쓰이는 6가지 약물이 있는데, "포공영, 독활, 당귀, 계지, 패란과 향부자"이다.

아래는 이들의 기능에 대하여 해설한다.

포공영(蒲公英)(그림16 참조)

"포공영"이 인체공간에서 운행할 때 공간 에너지 운동을 추동하는데 농도가 높으면 보하고 농도가 약하면 흩어진다.

포공영의 운행은 구석구석, 가지 못하는 곳이 없기에 얕은 곳도 영향을 미치고 깊은 곳 골격 사이와 일체 공간의 에너지 운동에도 변화를 준다.

포공영이 인체 일정 공간의 에너지가 모인 것을 흩어지게 하므로 암세포의 전이된 것을 치료할 수 있다. 암세포의 전이는 실제로는 고 에너지의 전이이다. 포공영은 인체공간 에너지를 보충할 수 있을 뿐만 아니라 어혈을 만들지 않는다.

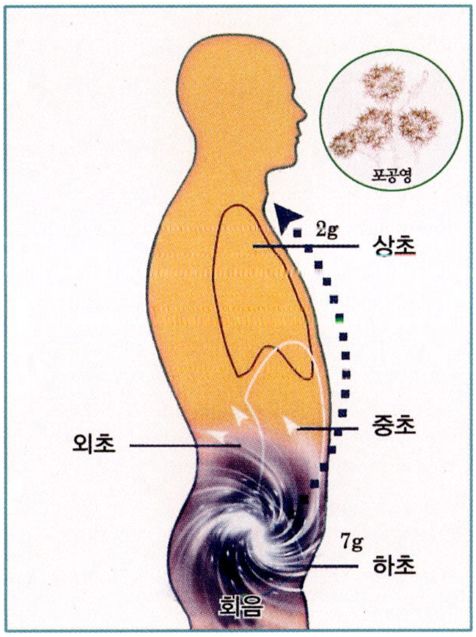

그림 16 포공영 운행도

"보"(补)의 기능을 말할 때 포공영이 인삼이나 황계보다 효능이 더욱 좋고 부작용도 없으며 가격도 싸다.

포공영 2g이면 에너지를 하초 부위에서 위로 올리는데 견갑골을 지나 등 부위의 외초공간으로 유도하고, 7g이면 하초 부위 에너지 운동을 증가시킨다.

에너지 운동의 강도를 높여 위로 운동시켜 위 부분 공간 에너지에 충격을 주며 하초에서 태풍 같은 운동을 일으킨다. 이 과정에서 하초에 모든 세포들이 갱신과 개변을 일으켜 변비, 설사, 월경이 많거나 적음과 백대, 황대, 간암, 방광암, 자궁암 등 질환을 치료한다. 만약 "설근"(舌根)에 넓게 내려앉았을 때 하초세포 동력이 부족함을 설명하기에 포공영을 7g을 쓴다.

독활(独活)(그림17 참조)

독활은 외초공간에서 운행되는데 에너지가 머리부터 발까지 하행하여 외초공간의 에너지가 모인 것을 화해한다.

외초공간이 창통되어야 공전이 창통된다.

독활 3g이면 에너지가 머리 부위 공간에서 흉추까지 운동되고, 5g이면 에너지가 머리 부위 공간에서 요추까지 운동되며, 7g이면 에너지가 머리 부위 공간에서 발 부위 공간까지 운동된다.

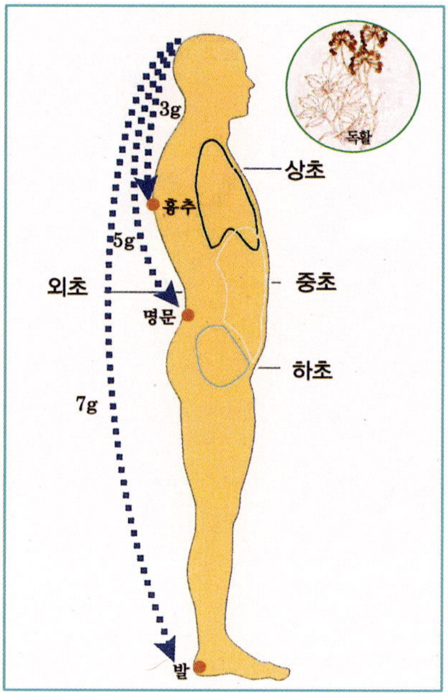

그림 17 독활 운행도

독활과 포공영을 배합하면 인체 공전 운행이 창통된다. 독활과 포공영은 공전운행을 진행시킨다. 포공영 7g이면 농도가 높기에 배꼽 부위를 움직여 에너지를 위로 운행시켜 회음 부위 압력을 내린다. 독활이 5g이면 미골 부위에 행하여 미골 부위 압력을 높여 미골과 회음 사이에 존재하는 압력 차를 이용하여 미골 에너지가 회음을 통과하여 임맥으로 도착한다. 이 과정에서 임맥 아래의 에너지를 유인하여 위로 운행하여 임맥 교체계 윗부분에서 독맥으로 운행된다.

포공영과 독활의 밀접한 배합으로 공전 전체 운행을 추동하며 포공영과 독활은 작은 처방에서 꼭 필요한 2가지 약이다.

향부자(香附子)(그림18 참조)

향부자는 중초에너지를 전중까지 올리고 중초를 창통하고, 삼초의 기화(气化)를 소통시켜 인체의 “맑은 것은 올리고 탁한 것을 내리는” 것을 촉진시킨다.

향부자는 중초 에너지 위로 운동하는 것을 추동하여 하초 에너지 통로를 열기에 하초의 많은 질병을 치료하는 작용이 있다.

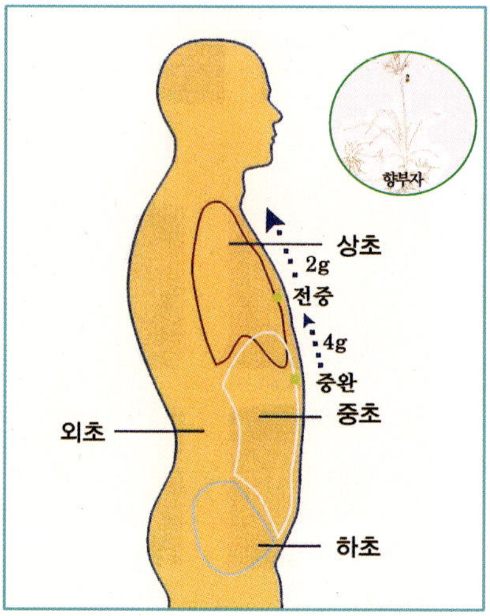

그림 18 향부자 운행도

예를 들면 하체 병변, 신장병, 산부인과 질병 등, 또 향부자가 에너지를 위로 올리기에 전중의 에너지를 증가시켜 전중에너지 부족을 보충하여 정신이 황홀한 질병도 치료한다. 4g이면 중완 위로 올리고 2g이면 전중 아래로 내려 중초의 에너지를 오르고 내리는 작용을 한다.

향부자는 설중하초가 볼록할 때의 상황에 쓰이는데 혀끝에 두껍고 높을 때는 사용하면 안 된다.

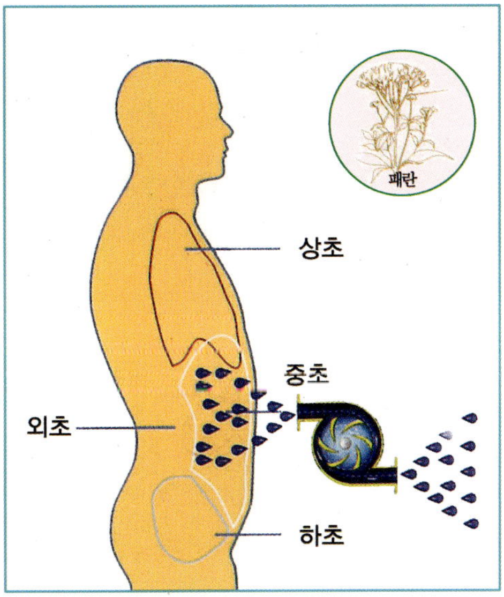

그림 19 패란 운행도

패란(佩兰)(그림19 참조)

패란은 인체공간에 수분이 많을 때 쓰이는데 인체 중초공간 습하고 탁할 때를 청소한다. 인체공간의학에서는 중초공간 습도가 과다하면 하초와 상초의 창통에 영향을 준다.

전통중의는 장기 특성상 비장이 습기에 약하다고 본다.

향부자가 비록 중초에너지를 위로 올리지만 습도가 과도하면 향부자로만 작용을 발휘할 수 없기에 패란으로 중초습기를 청소하여야 한다.

패란 2g이면 "거습"(祛湿) 작용이 약하기에 상초에만 사용한다. 패란이 4g일 때 거습작용이 경하기에 변이 눅거나 혹은 새벽변일 때 사용한다. 패란이 7g일 때 거습작용이 높기에 설사에 쓰인다. 패란은 "수습설"(水湿舌)과 "설면고저불평"(舌面高低不平; 설면이 높고 얕음이 불균형)할 때 쓰이며, 대변이 하루에 2~3번이거나 설사가 날 때 사용한다.

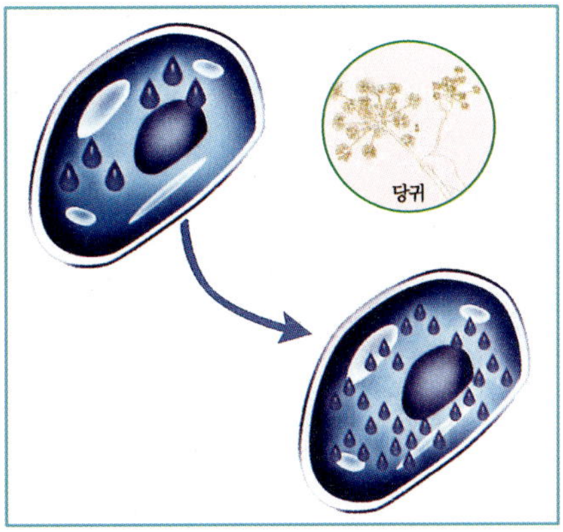

그림 20 당귀 작용도

당귀(当归)(그림20 참조)

당귀는 세포 내 수분을 증가시키고 세포 내 어혈과 지체된 것을 푼다. 당귀 2g이면 말초의 혈맥을 소통시키고, 7g이면 혈관 내의 수분과 압력을 증가시킨다. "건조한 혀", "갈라진 혀"일 때 사용한다.

심한 변비가 왔을 때 사용한다.

계자나무가지[**桂枝**](그림21 참조)

계지는 세포벽을 열게 하여 세포 내의 물질과 세포 외의 에너지가 자유롭게 전환되어 균형을 조절한다. 계지 2g일 때 표층세포벽을 열고, 4g이면 중층세포벽의 골, 맥, 근을 열고, 7g이면 심층의 세포벽을 연다. 배합하여 쓰면 약효가 커지는데, 당귀와 배합하면 혈의 활약, 변을 통하게 하고, 패란과 배합하면 향기롭고 탁한 것을 풀고, 설태가 얕고, 흰색일 때, 평평할 때 사용하되 혀끝이 높고 두터울 때는 사용금지.

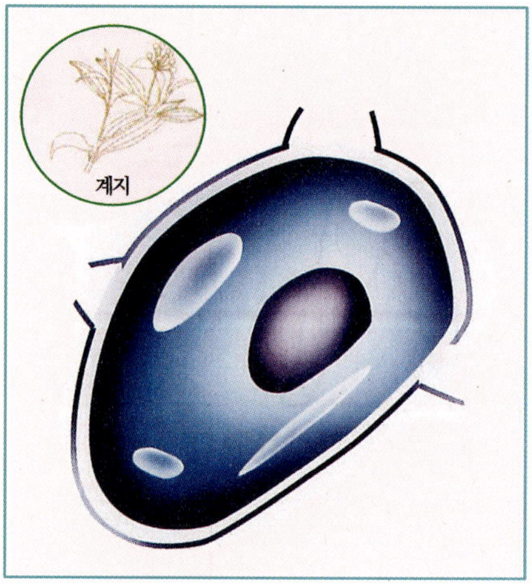

그림 21 계지 작용도

약명	약성	용량	설상	대소변 상태	금지
포공영	임맥단의 에너지를 위로 올라가게 유도함	2g, 에너지가 하초 부위에서 위로 운동하여 견갑골 넘어 등 부위 외초공간으로, 7g, 하초부위 에너지 운동 증가, 에너지 충전 후 위로 운동 윗부분 공간 에너지에 충격 줌			
독활	독맥단의 에너지를 하행시켜 공전을 이룸	3g, 에너지를 유인해 머리 부위 공간운동을 흉추까지, 5g, 머리부위 공간운동을 요추까지, 7g, 머리부터 족부공간까지 운동			
향부자	중초의 에너지를 위로 운동시켜 격막을 넘어 전중까지 유인	2g, 격막상 부위의 에너지를 끌어올림. 4g, 배꼽 위 에너지를 밀어 줌	설중하초 볼록할 때 사용		혀끝이 높고 두터울 때 금지
계지	세포막을 열어 세포 내외 물질과 에너지 상호전환	2g, 표층세포벽을 열고. 4g, 중층세포벽(골, 맥, 근). 7g, 심층세포벽(신체 각 부위, 적게 운동하는 곳)	혓바닥이 평탄하고 담백할 때 사용		혀끝이 높고 두터운 자 금지
당귀	인체세포 내부 수분 증가	혈관 내 수분, 압력(복강에서 변화)을 증가	건조하고 갈라진 혀	심한 변비	간암, 각혈자, 혈변자는 사용금지 간경화 후기 및 간암, 혈증(각혈, 토혈, 혈변 등) 혈관질병은 사용금지(당귀, 적작약) 에너지운동 위주(패란)
패란	인체공간 남아도는 수분 흡수	2g, 거습이 미세하기에 상초에 작용. 4g, 거습작용경. 변이 눅눅할 때 7g, 거습작용강. 설사시 사용	수습설, 설면이 높고 안음이 불균형일 때	하루 2~3회 내변, 심한 설사 시	
적작약	세포 내부물질이 어혈, 지체된 것 청소, 세포 내부 물질운동 강화	2g	혀끝이 높고 두터우며 긴장, 혀 변두리 경화. 몽둥이 같은 혀		
백출	중초공간의 압력과 습도를 증가	2g			

5) 작은 처방의 약 달이는 법

도자기, 유리용기 등 사용하고 철, 납 등 금속 용기는 사용하면 안 된다.

약을 달일 때 약에다 물 두 사발 정도 붓되 불리지 않고 바로 온화한 불로 끓이는데 끓으면 1~2분 후에 불을 끈다. 복용 시 살짝 데우면 된다.

만약 약방에서 달이면 진공 포장 상태에서 데워 마시면 된다.

작은 처방이 약을 사용하는 것은, 약 양이 적어 약물 본래의 성질이 나오도록 저 농도 상태에서 인체공간 활동에 약효를 발휘하도록 하는 것이다.

약물이 농도가 낮을 경우에 움직이는 힘이 강하고 만약 농도가 높을 경우에는 움직이는 힘이 약하기에 자신의 효능을 충분히 발휘하지 못한다.

만약 전통중의의 약을 달이는 방법을 사용하면 시간이 길고 약물 농도가 너무 높아 작은 처방의 독특한 작용을 발휘하지 못한다.

6) 작은 처방의 복용 방법

작은 처방으로 병 치료하는 것은 인체 공전을 근본 원칙으로 하고 인체정상생리 회복이 목적이다.

인체정상생리는 상호자극 상호 · 전달되는 에너지 순환 체계이다. 공전이 인체에너지를 순환 운행으로 이끌어 정상 생리를 진행하는 것이다. 에너지가 공전운행 노선을 이탈하였을 때 어혈 혹은 지체, 분포불균형을 형성하여 "깨끗한 것이 위로 오르고, 탁한 것이 아래로 내림"이 헝클어져 장부기능의 불균형을 유발하여 여러 가지 병증을 나타내는 것이 병리이다.

작은 처방 용약은 정밀하고, 속도를 중시한다. 소위 "정"(精)이란 사용하는 약이 직접 병인 소재지를 향하고 병인에 대하여 치료를 진행한다. 소위 "속"(速)은 짧은 시간 내에 치료 효과를 발휘하고 작용이 아주 뚜렷하다. 작은 처방 약을 복용 후 체내 에너지가 커다란 변화를 발휘하는데 가끔 설사, 발한, 열이 나고, 가래가 많은 상황도 있다. 비록 이런 상황이 발생하여도 몸이 불쾌감이 없다. 이것은 병리가 생리로 전환하는 변화 과정이다. 예를 들면, 발열 시는 인체가 필요한 에너지를 섭취 못하여 남아도는 것이기에 표피에 열을 내어 체외로 배출하는 것이다. 설사는 체하여 소화되지 못한 노폐물을 체외에 배출하는 것이기에 설사는 위장에 남아도는 수분을 배출하는 것이다.

남아도는 수분을 청소하여야만 비장의 깨끗한 것을 위로 올리고, 위는 탁한 것을 아래로 내리는 기능을 회복하게 되는 것이다.

중의에서 "한"(汗: 땀), "토"(吐), "하"(下), "화"(和), "습"(湿), "보"(补), "소"(消) 8법이 있는데 "공전"이 창통하는 방법이 8법을 실현하는 과정이다.

여러 가지 방법으로 인체 내부 물질 에너지가 순환에 참가하는 것을 촉진시키고, 동시에 순환에 참가하지 못하고 남아도는 에너지와 물질은 여러 방법으로 체외에 배출한다. 이런 인체에 다시 순환하지 못하고 남아도는 에너지, 물질을 체외로 배출하는 것이 병리가 생리로 전환되는 변화과정이다.

➜ memo

제10장

기타 공간 요법

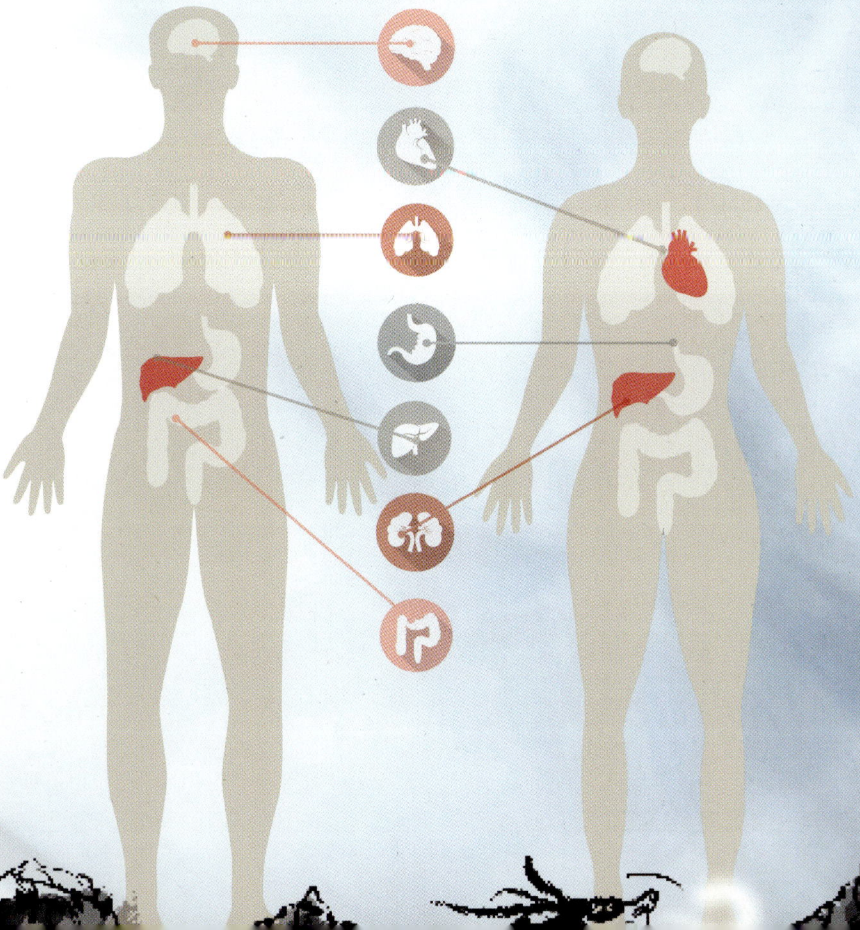

创造空间, 净化空间, 美化空间, 创造和谐人體內环境。
"공간을 만들고, 깨끗하게 하며, 아름답게 하여
화합된 인체 내 환경을 만든다."

1. 형체안마

형체안마는 인체 에너지 운동을 격화시키는 유효 방법의 하나다. 인체의 여러 부위를 안마하여 공간에 충격력을 형성하여 공간에너지 운동을 통하여 세포의 활약을 이르는 것이 목적이다. 예를 들면 머리, 발 안마법은 머리부위 안마를 통하여 머리부터 발까지 위에서 아래로 공간에너지 운동이 생산되어 세포운동을 격화시키거나, 혹은 발부터 머리 부위에 공간에너지 운동이 되어 세포 운동을 활발하게 한다. 예를 들면, 요추병변일 때는 복강안마를 위주로 하여 복강공간의 에너지 동력을 일으켜 뒷부분의 허리부위 공간에 충격을 주어 허리부위 정상 회복을 도모한다. 만약 허리부위를 삐었을 때도 경추 뒷부분에 진동으로 척추운동을 움직여 치료효과를 볼 수 있다.

2. 정양요법

정양요법은 전중 혈자리를 꼭 누르는 힘을 빌어 족부를 흔드는 수법으로 공간 에너지가 교묘하게 침투시켜 인체에너지 계통을 깨우쳐 자아 조절을 진행하여 인체 자체 치유기능을 회복시켜 치료에 도달하는 것이다. 동시에 시술자와 피시술자 간의 에너지 상호 움직임과 상호 교환으로 돌려받는 것이다. 서로 한 마음이 되어야 하며 쌍방의 신체와 마음이 서로 에너지의 교환이 이루어지며 쌍방의 심령이 소통되며 대화가 이루어져야 한다. 이렇게 서로 소통하고 대화와 교류로 효능을 실현함으로써 에너지의 상호 작용에 따라 대화 중 피시술자의 잠재적인 의식도 개발하게 된다.

3. 화구요법

화구요법은 약술에 불은 인체의 모 부위에 붙여 약술의 효능과 열의 침투를 통해 최대한도의 약의 작용을 발휘하고 세포를 격화시키는 목적에 도달하여 세포 물질과 에너지 사이의 전환을 조정하며 인체건강회복을 도모한다. 화구는 세포의 운동을 가동시켜 물질과 에너지 전환을 가속화를 증가한다.

"화구"의 부위가 다르므로 작용도 차이가 난다.

"화구"를 머리 부위에 하면 머리부위를 열고 머리부위 공간 통로를 소통하고 머리를 맑게 하며 장부에너지 소통의 통로를 연다.

"화구"를 발 부위에 하면 족 부위의 에너지가 증가한다. 머리 부위와 족 부위에 화구를 배합하면 한쪽으로 밀고 한쪽으로 흩어지게 하는 것을 결합하여 장부의 에너지 운동을 추동하고, 장부의 기혈을 소통한다.

비록 장부에 직접 대하지 않지만 장부의 병변에 치료작용이 아주 뚜렷하다.

머리 부위를 화구 하면 2가지 작용이 있다.

1) 흉경막 이상의 통로를 소통하고,
2) 명문 구역, 회음 구역, 단전 구역의 세포 운동을 가속시켜 준다. 회음은 인체의 공전과 깨끗한 것이 오르고 탁한 것이 내리는 중요한 운동 장소이다. 이 구역에서 공간의 정미물질을 자극하면, 전통중의의 원기가 발생하게 된다. 미추 부위를 소통하면 인체의 명문의 기를 가동하여 인체단전의 원기를 가강하고 인체동력을 증가한다. 비록 그 부위에서 받는 힘의 면적이 아주 작지만 생각지 못한 효능을 볼 수 있다. 임상에서 증명하다시피 화구 요법이 만성질환, 난치병 치료 효능이 있다. 견갑골 부위는 인체와 외계 에너지 교환의 중요한 부위이기에 상초공간의 에너지를 흩어지게 하는 것을 견갑골에서부터 잡아주고 좌측 견갑골은 심장과 밀접한 관계가 있기에 불의 사용은 삼가되 우측 견갑골에 적용하면 된다.

이상에서 소개한 몇 가지 인체공간의학의 치료수법은 모두 임상에서 검증된 유효방법이다.

타인을 진료, 치료할 뿐만 아니라 자아보건도 된다. 어떤 방법을 사용하든 꼭 마음으로 치료하여야 한다. 마음이란 자기의 사랑하는 마음, 자비스러운 마음, 남을 위한 마음, 사심 없는 마음, 나를 잊고 남을 위한 마음을 충분히 조정하고 운영하여야 한다.

마음으로 치료하여야 상호 이득을 볼 수 있다.

아래와 같이 소개된 방법은 자아보건도 되고 간편하고 바로 실행할 수 있지만 끝까지 견지하여야 귀한 것이다.

4. 도보건강법

사람이 도보 시 몸이 바르고 두 눈은 앞을 바라보고 혀는 입천장에 닿고 얼굴에 웃음을 띠고 하복부는 끌어당긴다.

신체는 중심을 바로잡고 발을 내딛을 때 온정하게 하여야 하나 너무 힘이 들어가면 안 된다. 두 팔은 자연스럽게 활개치는데 견갑골이 활짝 열려야 폐 부위의 에너지 운동이 활발하게 되고 심장 주위의 에너지 운동도 활발해야만 시기의 목적에 도달할 수 있다.

여기에서 비법은 손을 뒤로 저을 때 끝까지 도착하고 또 자연스럽게 앞으로 움직이는데 뒤에서 앞으로 갈 때 두 손이 마치 물건을 잡은 뜻하고 앞에서 뒤로 저을 때 손목을 가볍게 안쪽으로 돌려 마치 명문을 비추는 손의 형태와 비슷하다.

매개인의 신체 상태가 다르기에 도보 시 속도도 다르다. 처음에 시작할 때 천천히 하는데 호흡과 생각도 맞추지 말고 자세만 정확하면 된다.

긴장을 푼 상황에서 빠르고 느린 것은 천천히 걷다가 속도를 내야 바람을 이룰 수 있다. 바람이 일어나야 신체 중간에 물질 에너지가 생기고 신체가 건강하게 된다.

바람이 생겨야 공부이다. 바람만 이룰 뿐 아니라 계속 걷는데 남들이 따라올 수 없고 당신도 힘들지 않아야 한다.

신체중간의 바람이 일어나고 상 부위는 비워져야 하고 하부는 튼튼하여야[上虛下实] 걷는 것이 바람이 일고 신체가 건강해진다.

제11장

인체공간의학과 전통중의학

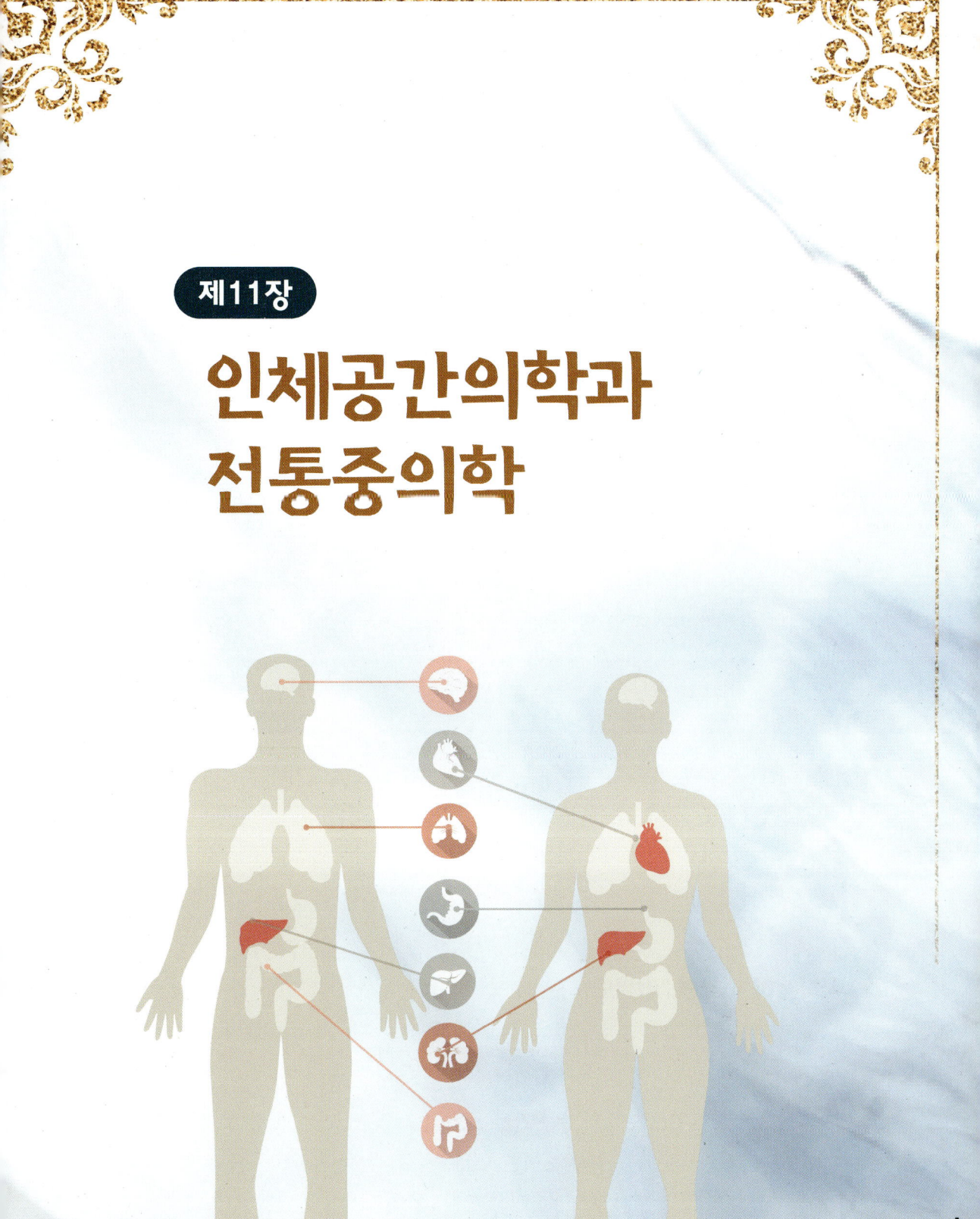

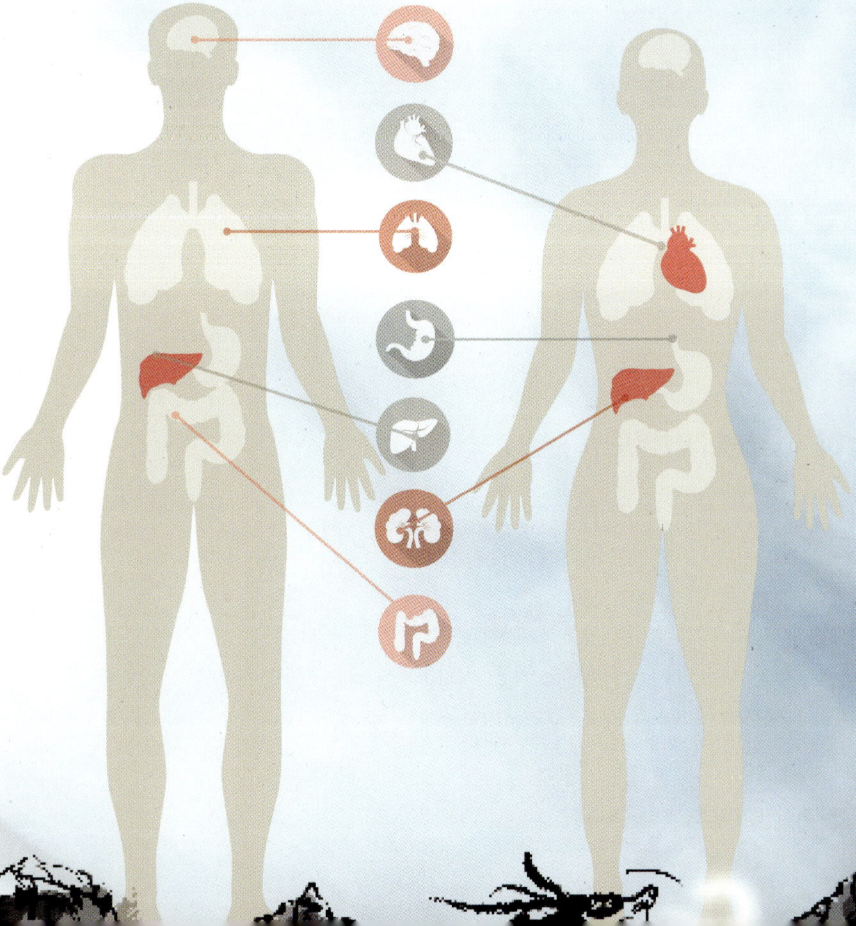

附: 虚实相间, 天人合一。

"허와 실의 관계에서 하늘과 사람은 하나가 된다."

전통중의는 세계인들의 주목을 받고 있다. 그러나 우리 후세들이 중의의 정수를 계승할 뿐만 아니라 새롭게 발전시켜나가야 한다. 인체공간의학은 전통중의의 정수를 충분히 파악한 상태에서 승화시켰다. 인체공간의학과 전통중의는 같은 맥이며 "양생수련"과 "임상실천"에서 세상에 나온 의학이다. 그러나 방법이 다르고 세대도 다르며 이론도 각색이다.

인체공간의학은 에너지 학설로 음양과 5행을 해설하였으며 고대의 이론을 현대화하였고 복잡한 내용도 간편하게 하였다.

전통중의의 음양은 사람의 몸을 음에 속하게 하고 신체에서 발사되는 열량을 양에 속하게 하며, 음식물질은 음이고 소화 후 생산된 열량을 양이라 하였다. 세포는 음이고 세포가 발사한 에너지를 양이라 한다. 음허와 양허의 이론은 더욱 똑똑히 설명하는데 음은 물질의 실체이고 허는 부족이다. 음허부족은 세포 내 물질 부족이다.

임상치료시 세포 밖의 에너지 물질이 세포 내로 전환되어 세포 내 물질을 충족시킨다.

전통중의에서는 정기가 부족한 경우 맛[味]을 보하라고 했는데 "미"(味: 맛)란 인체공간에너지 압력을 높여 세포 외 에너지를 세포 내 물질로 전환시킨다는 의미를 말한다.

즉, "양허"(阳虚)는 세포 외 에너지 부족이기에 양이 허하면 "한"(寒)하다.

곧, 양이 허할 경우, 세포 내 물질을 세포 외로 전환시켜 세포 외 에너지를 충족시켜 주어야 한다.

1. 시작점이 다르면, 정위도 다르다

전통중의의 정위는 형체에 두는데 "중용지도"의 길을 걷는바 태극이 정위의 시점이다. 중용지도를 강조하는 동시에 인체 기혈변화를 조정하여 인체 건강을 도모한다.

인체공간의학의 정위는 공간과 에너지, "장상"이고 허허실실의 극단의 길을 가는데 극단의 방법을 사용하여야만 "실자가 더욱 실이고", "허자가 더욱 허"하여야 허와 실의 압력차를 넓혀 공간에너지 충격을 가강하고 형체운동을 자극과 추동시켜 인체기능회복을 도모한다.

2. 양생수련의 방법이 다르다

전통중의는 양생수련하는데 기를 위주하고 호흡을 조정하며 "흡, 허, 제, 폐"를 말하며, 내경바라 보는 것을 위주하여 "지혜를 개척"한다.

"유, 석, 도"(儒, 釋, 道) 각 문파들의 방법을 운영하여 고문화의 영향을 받아 사부가 제자를 배출하고 부전자, 모전녀 등 규칙이 있다.

인체공간의학의 양생수련은 "정, 정, 허, 공, 환, 환"(静, 淨, 虚, 空, 幻, 換)이 위주인데 "허령복중"(虚灵服中)을 기초로 하고 문파도 없고 마음을 수련하고 성격을 양하며 덕을 쌓고 니를 잊는 것을 강조히고 영감을 응용히는 것에 중점을 두어 메시지의 영감과 사고의 적극성을 강조한다.

3. 치료 대상이 다르다

전통중의의 치료는 인체장부에 중점을 두고 장부를 기초로 하고 삼초를 기초로 하여 "위기"(卫气), "영혈"(营血)을 기초로 하여 경맥과 혈의 기능을 강조한다.

인체공간의학은 치료중점을 인체공간에 두는데 공간을 기초로 하고 에너지 운동을 기초로 하며 외초공간을 기초로 하여 공전과 자전을 강조하여 공전으로 자전을 이끌어 인체기능을 조정하는 목적이다. 소순환이 대순환을 이끄는 것을 강조하고 우심방이 좌심방을 이끌어 정맥의 회류로 동맥수출을 이끌며, 좌심장이 좌반신을 총괄하고 우심장이 우반신을 총괄한다고 결론지었다.

인체공간의학에서 세포의 "탄토"(吞吐), "개합"(开合)시 에너지 표출과 세포 내외 물질 에너지 유동을 발견하였고, 공간의 장소는 에너지 물질의 혼합하는 장소이며 에너지 "승강"(升降)의 장소이고 에너지와 물질을 조정하는 장소이다. 그러기에 공간이 창통하여야 에너지가 유통된다.

4. 치료의 원칙도 서로 다르다

전통중의는 모순을 해결하는 것을 강조하고, 음과 양을 조절하여 정기를 부추기고 사기를 바로 잡는 것에서 병 치료의 본질로 본다.

인체공간의학에서는 "지실지허"를 강조하고 자연으로 돌아가는 것을 강조한다.

불평형, 불대칭의 방법으로 인체의 세포균 운동하여 세포의 기능을 회복한다.

작은 처방으로 에너지 농도와 압력을 조절한다. 농도가 높은 곳에서 농도가 낮은 곳으로 운동시키고 압력이 높은 곳에서 압력이 낮은 방향으로 운동시켜 인체의 기능 정상화로 회복시킨다.

에너지 자체조절하는 것을 주장하며 인체 본래 건강 면모를 회복시킨다.

5. 치료의 목적이 서로 다르다

전통중의의 치료는 인체를 변화시키고 자연 변화시키는 것이다.

인체공간의학의 치료는 인체의 본래 건강상태로 되돌리고 인체의 자연 운행 규율을 되돌려 자연과 융합하는 것이다.

6. 치료의 근거가 다르다

전통중의는 병 이름으로 치료의 시작이고 증세에 따라 질병의 근원지를 찾는 것을 강조한다.

인체공간의학은 병 이름을 짓지 않고 병의 증세만 주의하고 에너지의 출입구만 주목한다. 인체에너지 "장상"의 변화가 질병의 근본 원인으로 파악한다.

세포는 시시각각 개합, "탄토"(呑吐) 운동을 진행하고 물질과 에너지 교합 변화를 진행한다.

부단히 변화를 가져와야만 새로운 물질과 에너지가 생산되며 충격이 일어나야만 낡은 물질이 새로운 것으로 갱신된다. 그러기에 에너지를 만들고 교환하고 새롭게 바꾸는 것이 인체질병을 조절하는 근본 방법이다.

7. 치료의 방법이 다르다

인체공간의학의 치료방법은,

(1) 임승, 독강, 좌승, 우강(任升, 督降, 左升, 右降)

임맥은 올려 운동을 밀고 가고, 독맥은 내려 공간을 비운다.

왼쪽은 올려 심장의 힘을 도와주고, 오른쪽은 내려 간화를 청결한다.

(2) 개상, 타하, 폐저, 추랍, 제공(开上, 打下, 闭底, 推拉, 制空)

개상은 뚜껑을 열어 압력을 내려 에너지를 올려 대뇌를 맑게 하고

타하는 세포가 서로 충격하여 에너지 상승에 동력을 준다.

폐저는 음양이 서로 교차해 접하게 한다.

추라는 상하에 힘을 주어 중간기능을 회복한다.

제공은 발사는 장소를 만들어 세포 내 영활도를 증가한다.

8. 변증원칙이 다르다

전통중의의 변증대상은 5장6부이고

원칙은 "음, 양, 한, 열, 표, 리, 허, 실"(阴, 阳, 寒, 热, 表, 里, 虚, 实)이다.

인체공간의학의 변증대상은 세포 내외의 증세, 세포 내외의 에너지 농도, "대변, 소변"[二便] 한열이다.

증세는 병 원인을 검사하고 세포 내, 세포 외를 부위를 정하고 농도가 진하거나 약한 것으로 공간 성질을 정하고 대소변으로 하초허실을 정하며 한열로 약의 용량을 정한다.

원칙은 질병이 형성되는 근본은 에너지의 뭉친 것과 집결이고, 건강의 근본은 에너지 유통과 갱신이다.

9. 설진을 보는 것이 다르다

전통중의의 설진은 설질, 설태, 설형이 포함되고 인체공간의학도 마찬가지이지만 그

러나 인체공간의학에서 결론짓기를 설진을 관찰할 때 설면의 높음과 얕음, 음푹과 볼록한 것은 인체 물질 에너지의 "충영"(充盈)과 "결손"(缺损: 남고, 모자람)을 대표하고 공전과 자전의 에너지 운행 상황이 설태에 나타난다고 본다. 인체공간의학에서 설진과 설태는 각자 세포 내와 세포 외를 대표하는데, 즉 설진은 세포 내를 대표하고 설태는 세포 외를 대표한다.

10. 이론의 근거가 다르다

전통중의 이론은 생리를 장부와 삼초로 나뉘는데 장부를 변증의 대상으로 하고 치료 시 상하를 통로로 하고 그 기가 넘어간다는 이론은 사용하지 않는다. 전통중의는 인체가 병이 오는 원인을 내, 외인으로 나뉜다.

내인은 "희, 노, 우, 사, 비, 공, 경"(喜, 怒, 忧, 思, 悲, 恐, 惊) 7정으로 분류하고, 외인은 "풍, 한, 서, 습, 조, 화"(风, 寒, 暑, 湿, 燥, 火) 6윤으로 분별한다.

공간의학에서는 세포의 "탄노, 개합"(吞吐, 开合)으로 생산된 에너지 발사로 세포 내외 에너지 유동을 추동한다. 인체공간의 장소는 에너지 물질의 혼합하는 장소이며 승강의 장소이고 에너지와 물질을 조절하는 장소이다.

그러기에 인체공간은 필연코 창통되어야 에너지가 유통될 수 있다. 인체공간에는 삼초만 있는 것이 아니라 외초도 있다. (장부 우측 태양 구역). 삼초와 외초는 직접적인 관계가 있다.

삼초공간 에너지가 외초라는 큰 울타리에서 유동, 운전, 갱신을 진행한다.

11. 기타 상이한 부분

1) 원기의 설

전통중의는 신장은 정기를 간직하는 곳이고 생명의 근원이며 기체활동의 근본이다.

옛적부터 양생자들은 두 신장사이 명문과 단전사이, 회음위의 삼각지역을 인체원기가 발동하는 곳이라 생각한다.

인체공간의학에서는 원기를 원동력이라 하고 회음위 3cm곳에서 생산된다. 족부는 원동력의 근원이고 공전은 원동력을 돕는다.

치료 시, 공전의 정상운전으로 전신, 물질에너지 운동과 변화를 가져오게 하여 인체 기능의 건강을 회복시킨다.

2) 세포에 대한 인식

전통중의는 “영기는 맥중에 행하고, 위기는 맥외로 행한다”고 인식하며 소화흡수를 말한다.

인체공간의학에서 인식하기를 “영기”는 세포 내 물질이고 “위기”는 세포 외의 물질이다. 시대가 다름으로 명사를 서술하는 것이 다르지만 실제로는 그 내용은 같다.

인체 공간에서 세포를 논할 때 세포 내외 세포 외를 말하고, “탄토”(呑吐)를 말하며, 반사를 말하고 “대포”(大包)와 “소포”(小包)를 말한다.

세포의 “탄”은 흡수이고 세포 외 물질이 세포 내 물질로 전환되는 것을 말하고, 세포의 “토”는 배설인데 세포 내 물질이 세포 외 에너지 물질로 전환되는 것을 말한다.

인체는 2개 대포가 있는데 하나는 피부이고, 다른 한 개는 소화계이다.

피부는 인체 외부공간과 접촉 소통한다. 그 작용은 인체 내부공간의 압력과 에너지 농도를 조절한다. 소화계는 음식물이 입으로 들어와 식도를 지나 위, 대소장에 도착하여 마지막 찌꺼기로 배출한다. 그 작용은 인체물질과 에너지를 보충하고 인체물질과 에너지의 농도와 압력을 조성한다.

3) 기(气)와 맛[味]

기와 맛은 전통중의의 중약성질의 인식이며 중의는 병 치료하는 공구이다. 전통중의의 약물엔 “사기”(四气)와 “오미”(五味)가 있는데 이는 성질상에서 구분이 있다. “오미는 경맥에 귀속한다”고 정의하고 있으며, “오미”(五味)는 질량의 차이로 인체 내부에 멈추는 위치도 다르다.

인체공간의학에서는 약물의 “기”(气)는 인체공간에너지 농도를 흩어지게 하고 압력을 내리며, “미”(味)는 농도와 압력을 증가시킨다고 본다. 세포의 각도에서 볼 때 “기와 미”는 모두 세포의 “탄토물”(呑吐物)이고 인체공간에너지 물질의 대명사이다. 세포가 발사한 정화물질의 질량이 부동함에 따라 질량이 약할 때 위로 운행하고 질량이

준할 때 아래로 운행한다.

4) 표와 본

전통중의는 표와 본은 병변 과정에서 각종 모순의 선, 후의 관계이기에 치료 시 꼭 본부터 시작하는 것을 강조한다.

본은 질병의 근원이며 질병의 본질이다. 그러기에 질병의 발생, 발전은 모두 여러 증상에서 나타난다. 그러나 이런 증상은 질병의 현상이지만 질병의 본질은 아니다.

질병의 원인은 본이고 증세는 표라 한다.

인체공간의학에서는 표와 본을 구분하지 않는다. 표는 병명의 대명사이다.

인체공간의학에서 진단과정에서 병 이름을 짓지 않고 증세만 말한다.

인체공간의 변화만 중시한다.

본은 병의 원인이고 본질이다.

인체공간의학에서 인식하기를 이것들은 인체공간의 에너지 장소에서 농도의 변화이기에 인체 형체물질과 공간 에너지의 전환 변화인 것이다.

제12장

인체공간에너지와 양생수련

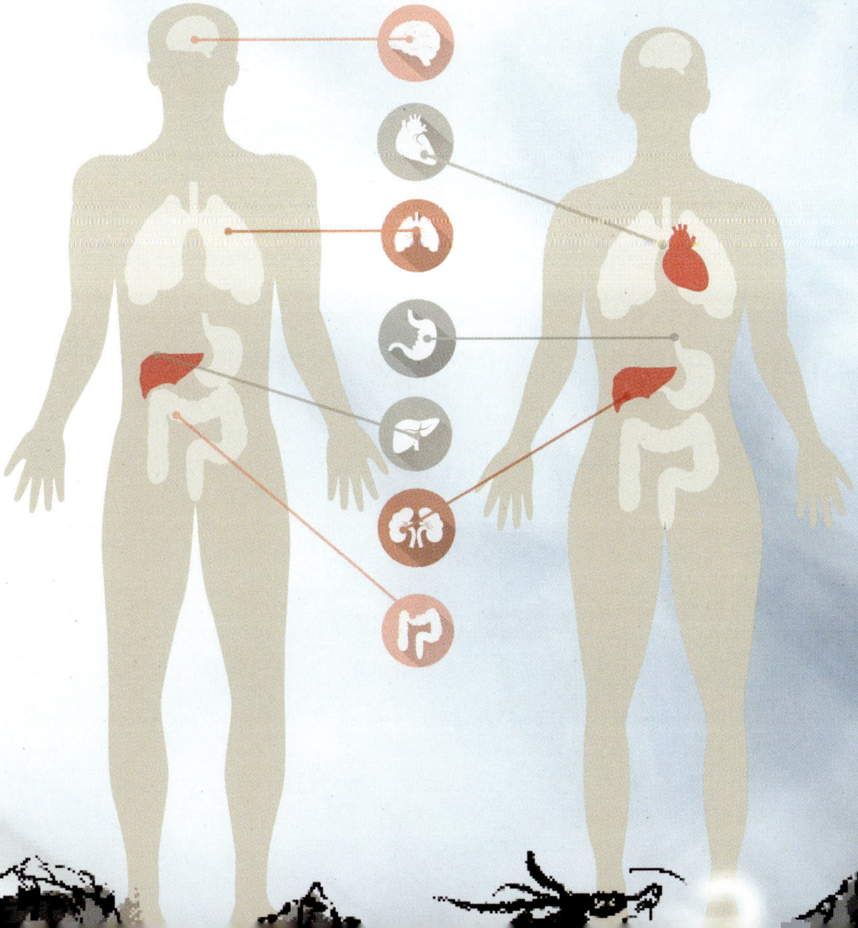

微观调控，以和为贵。简而不繁，以柔克刚。
"작은 부분까지 조정하여 화합을 도모하고,
복잡하지 않은 단순함으로, 부드러움으로서 강함을 이겨낸다."

1. 인체공간에너지와 양생

양생이란, 즉 생명을 보양하는 것이다.

양생의 목적은 신체를 건강하게 하여 예방질병하며 장수하는 것이다.

양생법이란 본래 각 문파가 없다. 모두 사지운동을 통하거나 혹은 "외정내동"(外静内动) 방식으로 관절과 구멍을 최대한 활동하게 하고 세포를 움직이게 하여 에너지를 운행하는 것이 목적이다.

사람의 생명은 운동이라 하는데 그것은 세포의 운동이다.

양생은 임맥과 독맥을 관찰하고 장부를 움직여 기체와 세포를 알고 기혈을 생산하는 것이다.

인체 내 물질과 에너지의 변화, 전환은 소, 화, 흡, 수를 논하며 양생법은 "송"(松)과 "긴"(紧)의 상호교체를 강조하고 그 자세는 "원"(圆) "방"(方) "강"(刚) "유"(柔) "형"(形) "세"(势) "경"(劲)이다.

양생건신술(健身术)은 여러 가지 사지 운동으로 "주천"(周天) 에너지 유통에 도달하는 것이다. 주천 에너지의 유통은 인체공간에너지 압력의 동태 균형을 고려하여야 하며 인체공간에너지 압력의 동태균형은 꼭 불균형, 불대칭의 추동력 작용하에 이루어지는데 에너지가 높은 곳에서 얕은 곳으로 보충되고 유통된다.

만약 균형이 잡히고 대칭과 압력이 균등할 때 영원히 변화의 목적을 달성할 수 없다.

인체공간의학에서 양생을 하려면 불균형의 수법으로만 상대균형의 효능에 도달할 수 있다.

인체에너지가 높은 부위의 압력을 증가시켜 에너지 방출을 촉진시킨다.

인체 에너지가 부족한 곳의 압력을 낮추어 더욱 많은 에너지가 들어오게 한다.

증가하고 감소시키는 과정에서 현저한 압력차가 생산되어 에너지가 높은 곳에서 낮은 곳으로 흘러가므로 인체에너지의 동태 균형이 잡힌다. 양생술은 그 어떤 사지활동

방식으로 하든 꼭 불균형 이론을 통하여야만 에너지의 동태균형을 바로잡아 "주천"(周天) 에너지 유통을 보증할 수 있다.

인체공간의학양생의 또 다른 목적은 인체내부에 더욱 많고 더욱 크며 깨끗한 공간을 확보하기 위해서이며 사심을 버리고 욕망을 버리는 깨끗한 마음을 가지는 것이다.

2. 인체공간에너지와 수련

인체공간의학에서 "공"(空)의 각도로 만사 만물의 존재를 바라보고 "공"(空)은 공간의 "공"(空)뿐만 아니라 시간의 "공"(空)이다.

"공" 중에서 만물을 생산하고 만물은 시시각각 변화를 일으키고 천변만화하여도 우주물질은 멸하지 않으며 천변만화하여도 우주공간물질에너지는 돌고 돈다. 자연계에서는 어떤 물질도 정지상태가 아니다. 소위 정지란 모두 상대적이다.

에너지의 "적취"(聚积)로 물질이 형성되며 에너지의 "분화, 혼화, 이화"(分化, 混化, 异化)로 또 새로운 에너지가 형성된다.

이 과정은 영원히 정지하지 않는다. 그러기에 물질은 불멸이다. 공간의 "논회"(论回)는 "삼계"(三界)의 논회이고, 대자연의 논회이며 인체수련의 논회이다. 재난의 빈번과 인류가 자연을 개조하는 것은 "천인합일"(天人合一)이다.

인체공간의학에서 결론짓기를, 수련은 의학을 배우는 기초이기에 물질, 에너지, 메시지 3자의 관계를 파악하고 과학적으로 운용하여야 하며 신세계의 수련 방법은 자신내부의 심층에 있는 세포를 깨우치고 세포의 상호 충격력을 증가시켜 인체공간의 에너지를 창통하는 것을 촉진시키는 것이다.

수련과 양생의 구별은 양생술은 "주천"(周天)에너지 유통을 주중하고, 수련은 "주천"에너지 유통을 중시하지만 에너지 운동과 변화를 더욱 중시하여 미개발된 에너지 개발을 하는 것이 주목적이다. 에너지 운동과 변화로 다양한 충격력을 형성시키기에 그 결과는 더욱 상이하다.

"자오공"(子午功)을 예를 들면 "오시"(午時)에 태양의 자외선이 직접 지면에 발사하여 머리위에서 직접 인체에 들어온다.

대자연의 "양성장"(阳性场)이 머리 위에서 체내로 주입된다.

"자시공"(子時功)은 아래에서 위로 수련하기에 인체의 회음 부위를 수련한다. 회음

부위는 음에 속하기에 "자시공"을 연마할 때 "음성장"(阴性场)을 아래에서 위로 전환시킨다. 음양장이 인체의 전중혈에서 만날 때 충격력이 생성되어 전중에서 회오리장이 형성된다.

이 회오리장이 인체 에너지를 이끌어 "주천"을 유통시키고 전중에서 접수된 메시지를 빠른 속도로 대뇌에 전달한다. 그러나 공력이 부족할 때 "오시공"(午時功)을 연마하면 음성장이 양성장에 눌려서 회음부의 에너지가 위로 올라오지 못한다. 상대적으로 "자시공"(子時功)만 연마하면 양성장의 에너지 결핍으로 수련하기 어렵다. 전중이 필요한 것은 음, 양장이 전중에서 만나야 회오리가 생김이다.

그러기에 시기가 관건이다. 만약 음성장이 전중에 도착하였지만 양성장 만나지 못하면 음성장이 계속 위로 전이된다.

양성장이 충분한 능력이 있어 음성장을 전중까지 하면 된다.

인체의 양생은 자신의 물질 "피"(皮) "맥"(脉) "근"(筋) "골"(骨) "육"(肉)의 단련이기에 단련을 통하여 인체 각 부위의 세포활동을 증가시키는 것이며 물질에너지가 상호전환을 증가시켜 자신을 개선시키는 것이다. 수련의 층차는 물질이 에너지로 전환되는 과정이다. 물질과 에너지의 몇 차례의 전환으로 "형"(形) "기"(气) "의"(意) "신"(神)의 변화를 형성한다.

"형"(形)은 물질의 층차이고 "기"(气) "의"(意) "신"(神)은 에너지의 변화이며 흡수의 변화이다.

수련과정에서 나를 잊고 "공"(空)을 뉘우치며 자신을 잊어야 숨겨진 기능을 발굴하고 지혜를 개발하는 목적에 도달한다.

수련, 양생은 음양과 오행을 중시한다. 음양은 세포 내외에서 음은 물질이고 양은 에너지이기에 음과 양의 전환은 물질과 에너지 상호전환이다. 5행은 에너지의 운동방식과 노선이다. 수련 시 에너지 운행을 모르면 신체와 마음 건강을 도모하기 힘들다.

제13장

인체공간의학 용약지도

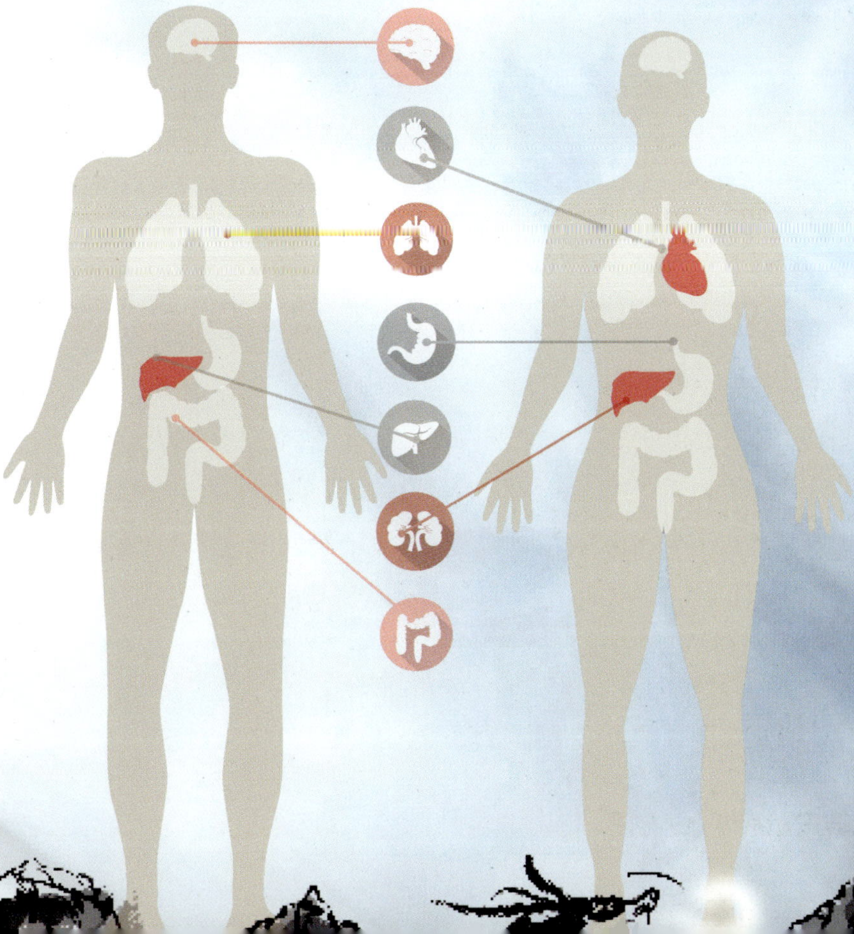

升降浮沉, 水之流通; 清升浊降, 水之变化; 能量撞击, 水气之运动.

"에너지 충격(승강부침, 수의 유통, 청승탁강, 수의 변화)은 수증기의 운동이다."

오르내림과 뜨고 가라앉음은 물의 흐름과 같고, 이는 맑은 것은 떠오르고 탁한 것은 가라앉는 물의 이치이다. 이런 물의 변화는 에너지의 충돌을 유발하고, 이런 흐름은 수증기의 운동과 같다.

1. 자연의 공간에는 이슬, 비, 눈, 얼음 등 여러 가지 변화가 생기지만 한 글자로 말하면 즉 물이다. 물은 깨끗하면 오르고 탁하면 내리는 것이며 기체인 것이다. "천인합일"의 이치와 같이 인체 내부에서 여러 가지 변화도 물과 같다. 세포 내의 물은 농도가 있으며, 세포 밖의 물은 맑은 상태이다. 깨끗하면 오르고 탁하면 내리는 것은 인체의 기본 상태이다.

2. 사람에 질환은 세포 내외의 물의 불균형이며 물의 넘침과 결핍의 변화이다. 물의 변화는 자연과 같이 흐리고 비, 안개, 이슬 같다. 물의 변화 부위가 다르므로 질병도 서로 다르다. 물의 변화가 농도가 높으면 탁하고 탁하면 지체되며 지체되면 통하지 않으며 통하지 않으면 부패가 오고 부패가 오래되면 한기와 열이 생기기에 의사의 병 치료는 물의 조절이다.
사람은 세포 내에서 수중에서 생긴다. 병으로 위험에 처하면 물이 움직이지 않고 기관을 막는 것을 담이라 하고 혈관을 막으면 "전"(栓)이라 하며 "담"(痰)과 "전"은 모두 물의 변화이다.
물이 세포 내에 모이면 "류"(瘤)라 하고, 세포 밖에 모이면 "비"(痞)라 한다. "비"의 변화는 여러 가지 인데 형체가 형성되면 "산"(疝)이라 하고 세포를 둘러싸면 "암"(癌)이라 한다. 암 환자는 세포 분출을 하지 못한다. 관도에 물이 모이는 것을 "전"(栓)이라 한다. "전"이 심장에 가면 심근경색이 되고 "전"이 폐로 가면 폐경이요, 전이 동맥으로 가면 동맥혈전이고 전이 정맥으로 가면 정맥혈전이다. 각자 이름이 다르지만 모두 한 글자로 "전"이라 한다.

그 전의 원인은 물이 모인 것이다. 전을 녹여야만 통하고 그 병이 치유된다.

"수습"(水湿)이 음부에 내려가면 음부병변이고 습이 관절에 가면 관절병변이며 피부 침투되면 피부질환이다.

전염병의 유행도 마찬가지다. "조"(燥)가 "습"(湿)하면 머리와 가슴 폐에 오르고 습하면 아래로 내려 위와 장을 훼손하는 것도 물의 작용이다.

3. 이렇게 병의 원인을 분석해보면 전통중의에서 말하기를 신장이 기를 가두지 못하면 외초 아래쪽 공간이 탁해지고 공간이 탁하면 에너지가 불통인데 실제는 물의 기가 불통이다. 수기가 불통이면 폐 구역 에너지 하강에 영향을 주며 횡경막 위의 질병의 근원이다. 설상에서 볼 때 설근이 두텁고 닉닉한 것이 폐암, 식도암이다.

증세의 변화가 많지만 모두 물의 변화다. 그 병을 보고 그 설상을 보아 "백두옹"(白头翁) "계지"(桂枝)를 사용하면 효능을 보는데 병명에 제한을 두지 않도록 한다.

"수기"(水气)가 횡경막을 막으면 기가 횡경막을 넘지 못할 때 그 설상은 혀 앞부분이 두텁고 그 증세가 등 부위가 긴장하며 딸꾹질을 하는데 "계지", "생보리싹"을 사용한다.

기가 횡경막 아래에 모이면 수많은 질환이 생긴다. 비장, 위, 간, 하복부질환들도 모두 이 원인인데 설상에서는 혀 중간이 볼록하다.

중약은 향부자를 사용한다.

병치료는 우선 출로를 통하게 하고 다음 동력을 증가 시키면 병이 자연스럽게 치료된다.

4. 이런 원리로 분석할 때 음양, 5행은 실질적으로 유통이 우선이고 "승강부침"은 물의 유통이며, "청승탁강"은 물의 변화요, 에너지 충격은 "수기"의 운동이다. 수련의 방법은 "주천"을 말하는데 결국은 유통의 원리이다.

인체공간에서 기의 유통을 동력으로 하여 공전 운행을 추동하여 세포의 충격으로 기능을 회복시키는데도 물의 운행을 떠날 수 없다.

"내경"(內經)에서 "상초는 안개고, 중초는 수포이며 하초는 수도이다"란 말이 있는데 결국은 물의 변화이다.

횡경막 위의 세포를 "탄토"(吞吐)는 정화된 물이고 횡경막 아래는 좀 덜 정화된 것이고 배꼽 아래는 그보다 덜 정화되었고, 직장방광은 그보다 덜 정화된 결국은 물의 찌꺼기이다.

물의 정화 정도는 실질적으로 세포의 여러 차례의 "탄토"(吞吐)이고 "수기의 정"이다.

허와 공을 말하는 것은 편한 방법이다.

세포 내의 물이 차등 정화 상태일 때는 기능이 정상이고 신체 건강한 상태이므로 어떠한 병도 오지 않는다.

5. 용약지도는 움직임이며 행은 이동이며 이동하여야만 변화가 온다.

공전을 조절하고 에너지 운행을 촉진하여 가득 차면 사하고 허하면 보하며 남아도는 것은 사하고 모자란 부분은 보하는 것인데 운동은 보도되고 사도된다.

용약지도는 "개, 합, 승, 강"(开, 合, 升, 降)인데 물질과 에너지 운동이 목적이며 물질, 에너지의 전환으로 물질, 에너지의 갱신에 도달한다.

제14장

인체공간의학치병 (16자교훈)

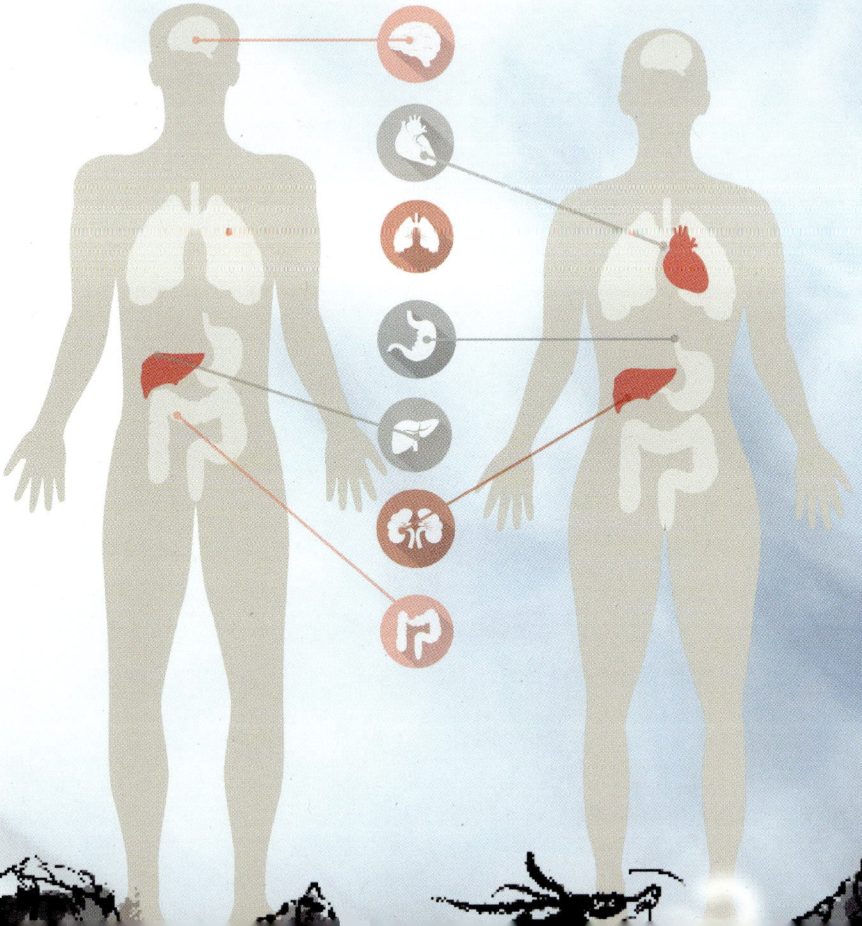

清除污染, 疏通河道, 能量搬家, 公转畅通。
"오염을 깨끗하게 청소하고 물길을 소통하며
에너지를 움직여 공전을 창통하게 한다."

과학연구에서 증명하기를 사람이 탄생하기 전에 수정란 상태에서 99%는 물속에 있었고, 태아 상태에서도 90% 성분이 물이다.

성인된 후 물이 70%로 내려간다.

추측컨대 사망 직전에는 물이 50%이다.

그러기에 사람은 물이라고 말하여도 된다.

종족을 물론하고 이 전제는 변함이 없다.

"흐르는 물은 부패하지 않고 옛말에 문지도리는 벌레가 먹지 않는다."고 했다.

인체 내부의 물이 깨끗하려면 유통 전환이 정상적이어야 사람은 건강하다. 어떻게 해야 인체 내부 수분이 깨끗하고 유통 창통할 것인가? (그림22 참조)

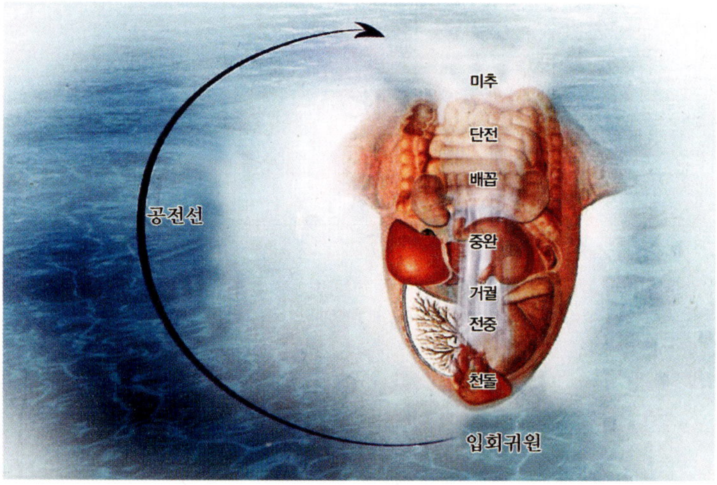

그림 22 인체 내부 정상 흐름도

인체공간의학에서 이를 해결하는 방법은, 창

"오염을 깨끗이 청소하고 물길을 소통하며, 에너지를 움직여 공전을 창통하게 한다."
[清除污染, 疏通河道, 能量搬家, 公转畅通。]의 16자의 실천에 있다.

이 말을 이해하려면 우선 세포부터 이해하여야 한다. 우리는 세포를 한 방울 물로 보았을 때 이 한 방울 물은 정지 상태인 것이 아니고 외계와 교류하며 액체 상태의 물이 부단히 기체의 물로 변화된다. 다시 말하면 세포 내외 물질과 에너지의 상호 전환이다. 세포는 인체를 구성하는 기본이며 기능 단위이다. 인체는 마치 강물과 같이 육안으로 보이거나 만져지는 것도 아니므로 공간에 용해되는 개념으로 볼 때 강물과 강물 상공의 공간이 모두 포함된다.

인체 내부에도 "천인합일"이 존재한다. 만약 인체를 대우주로 비유할 때 혀는 대우주의 "숙영"(缩影)이며 소우주이다. 우리는 혀를 잘 다스리면 인체 내부도 상대적으로 개선된다.

사람을 한 개 강물이라고 볼 때 혀도 한 개 강으로 볼 수 있고 설질은 강의 물이고, 설태는 강물 위의 수증기이며 설근은 강물의 발원지이다. 설중은 강물의 "유경지"(流经地)이고, 설 끝은 강물의 바다의 입구이다. 이것은 "횡상면으로 보는 것"이다. 종향면으로 볼 때 혀 중심선은 공전의 임맥단을 대표하고 양측 중심선은 좌우 양 늑골의 "수증기" 운행노선을 대표하며 혀 중심선이 위주고 좌우 양측 중심선은 보조이다. 구체적으로 혀를 관찰하는 과정에서 하도에는 장애가 없어야 하며 하류가 창통하여야 강물의 물밑까지 깨끗하게 보인다. 수증기가 창통하고 저애가 없어야 오염이 존재하지 않는다. 다시 말하면 설진 분포가 균형 잡혀야 하며 뚜렷하게 볼록하거나 음푹 파여 들어가지 않으며 색상이 "담홍"(淡红)이고 어혈점도 없고, 설태는 엷은 백색이어야 한다.

만약 이 표준에 부합되지 않으면 "치리"(治理)를 진행하여야 한다.

오염을 깨끗이 청소한다

1) 오염을 깨끗이 청소하려면 우선 인체공간의 오염을 청소하여야 한다. 오염을 청소하려면 공간에너지 농도와 압력의 변화를 보아야 한다.

정상상황일 때 인체의 공간 수증기가 적당하여야 윤활작용이 있지만 수증기가 너무 습하거나 너무 건조하거나 농도 너무 높거나 너무 낮으면 세포의 개합에 불리하다.

전통중의는 설태를 관찰할 때 설태가 엷은 백색이면 정상이고 "위기"(胃气)가 있다 한다. 인체공간의학에서도 설태가 얇은 백색이면 "위기"가 있을 뿐만 아니라 인체공간 에너지가 정상운행한다는 것을 설명한다. 인체공간에너지가 정상이기에 세포기능의 변화를 받쳐준다. 임상에서 관찰할 때 엷은 백색은 흔치 않다. 이것은 자연, 환경, 음식과 매우 큰 관계가 있다. 그러기에 치료 시 오염을 깨끗이 청소하여야 한다.

더욱 강조하려면 이 오염은 세포 내에서 생겨난 수증기의 오염이기에 일체 오염은 물의 오염이지 기의 오염이 아니다.

기의 오염은 폐 부위만 오염하지만 물의 오염은 인체공간의 오염이기에 설태가 두텁고 느끼한 표현이며 공간 수증기 농도가 너무 높아 물질 에너지 상호전환에 영향을 주고 "깨끗하면 오르고 탁하면 내리는" 것에 영향을 준다. 예를 들면 식도암 환자의 설근 부위가 두텁고 느끼한 것은 그 외초 아래 공간에 수증기 농도가 너무 높기에 치료 시 반드시 수증기 농도를 흩어지게 하여야 한다. "경면설"(镜面舌)도 공간 수증기가 결핍하여 "생화"(生化)를 하지 못한다.

임상에서 수많은 질병이 후기에 들어서면 환자의 설상이 경면설이 되는데 설태가 없고 아주 매끄럽다.

전통중의는 그 원인이 "음허내열"이고 큰 질병 후기에 이런 설상이 나타나는데 왕왕 아주 위험한 설상이다.

인체공간의학에서는 인체동력부족으로 세포 내 물이 세포 밖의 물로 전환되지 못하여 세포기능이 엄중한 불균형이며 인체공간의 윤활도가 결핍한 상태이다. 해결방법은:

(1) 세포 내 수분을 증가하고,

(2) 인체의 원동력을 증강시켜야 한다. 그러나 이것은 기계를 새로 작동하다시피 아주 어렵다.

하도소통

2) 두 번째 "치리"(治理)는 하도소통이다. 하도소통은 단순히 인체의 경맥을 소통하는 것이 아니라. 세포 내부, 혈관 내부, 미순환 내부의 어혈과 지체된 것을 소통

하는 것이다. 어혈과 지체는 세포 내 물의 침체물이다.

정상적 상황에서 설질이 평탄하고, “삼산”(三山)이 높지 않으며, 평원이 많지 않고 색상이 연붉어야 한다.

임상에서는 수많은 환자들은 설질은 “凸凹”(볼록, 옴폭)하게 평하지 않으며 국부분이 볼록하거나 옴폭한 것이 심하거나 보기에는 평탄하지만 점상태로 돌출한 것이 숨어 있거나 색상이 자지색 등이다. 이것은 세포 내부에 물의 침체물이 존재한다는 것을 설명하는 것이기에 속히 소통하여야 한다. 치료 시 물질이 어혈과 지체된 것을 해결하려면 에너지부터 착수하여 어혈지체된 부위의 앞쪽에서 찾아 소통하여야만 뒷부위의 어혈지체를 해결할 수 있다. 이런 상황에서 어떤 질병도 앞부분을 낮추어야 물이 지나가면 모두 해결된다. 또 소통과정에서 직접어혈은 해결하기보다 움직이는 것이 위주고 물이 살아 움직여야 물의 자신의 충력으로 어혈 지체된 것 해결할 수 있다.

세포 내 수분을 보충하려면 당귀를 사용한다. 당귀는 혀 뒷부분이 “박”(薄) “경”(硬)하거나 대변건조 혹은 혀 뒷부분이 “대”(大) “후”(厚) 대변건조 등 상황 시 사용한다. 이것은 자연계의 하류를 다스리는 것과 같은 도리이다.

하도를 소통하려면 적당한 물이 있어야 한다. 만약 물이 마르면 문제해결이 안 되며 수원이 충족하여야 “어체”(淤滞)가 해결되고 하도가 소통될 수 있다.

임상에서 혈액이 물에 침체되면 환자의 설질이 담백하고 혈액이 결핍한 상태로 보이지만 사실은 그렇지 않다. 예를 들면 백혈병환자의 설질은 담백하고 혈액이 결핍해 보여 보혈의 방법을 강구한다. 실제로는 백혈병은 혈액이 결핍한 것이 아니라 혈액이 충분히 유통운전이 되지 않아 “어체”(淤滞)가 형성되며 어혈이 물에 뒤덮인 상태다.

치료과정에서 물을 제거하지만 완전히 제거하면 안 된다. 만약 완전히 철수하면 어혈을 제거할 수 없기에 물의 활동력에 의거하여야만 문제를 해결할 수 있다. 그러기에 물이 운행하여야만 된다. 물밑에 침체된 어혈을 해소하려면 “패란”(佩兰)을 사용하여 물을 다스린다. 만약 설사하지 않으면 2g이면 된다. 물중에 침체된 어혈을 풀기 어려우면 “당귀”(当归)를 사용한다.

전통본초에서 당귀는 “혈을 생산하고, 혈을 풀고, 혈을 활약”하는 작용이 있다 하는데 실제로는 당귀는 물밑에 침체된 어혈을 푸는데 2g이 사용하며 암환자들은 왕왕 혈액이 물중에 침체되는 현상이 나타나는데 물밑에 침체된 어혈을 청소하는 것으로 이는 암치료 요법이다.

에너지를 움직여라

3) 전통중의는 기를 말하는데 기가 흩어지면 바람이 형성되고 기가 모이면 형체가 형성된다. 일체 유형의 물질 적취는 모두 에너지의 집결과 연관되는데 물질의 적취를 해소하려면 반드시 에너지의 집결을 해소하여야 한다. 에너지 집결을 해소하는 데는 인체공간의학에서 에너지를 움직임이라 한다. 현대인들은 물질생활 수준 제고로 다채로운 영양보충을 많이 하는데 인삼, 노경, 동충하초 등등으로 뇌를 보약하고 심장에 보약, 신장에 보약하여 정상적인 신진대사가 이루어지지 못하여 상초부위의 에너지가 막혀 소통을 이루지 못하는 것이다. 이 해결책이 바로 에너지 움직임이다.

전통중의에서 위병은 "아래에서 취하고, 좌편병을 우측을 취하며" 오행운동과 기혈운동을 말하는 것은 에너지를 움직이는 전례이다. 에너지를 움직이는데 어디로 움직이는가? 꼭 "하유"(下游)의 소통이 순리로워야 한다. 무엇이 "하유", "상유"(上游)인가? 상생이 하유고 상극이 상유이다.

오행상생에서 간의 하유는 심장이고 "목능생화"(木能生化), 심장의 하유는 비장이며 "화능생토"(火能生土), 비장의 하유는 폐이다. "토능생금"(土能生金).

임상에서 에너지의 이런 변화를 관장하면 이것이 정상적인 에너지의 움직임이다. 또 인체 에너지의 대순환이 인체 전체 운행을 이끌며 공전은 인체풍수의 대운행으로 4대 공간의 정화시키는 방법이다.

공전이 정상이면 세포 내외 물질과 에너지 간의 전환이 정상이고 간장 기능이 정상이 된다. 공전은 에너지를 움직이는 유효적인 지름길이다.

에너지 움직이는 과정에서 여러 질병들은 각기 다른 반응이 일어나는데 변증적으로 문제를 보아야 하고 에너지 움직임을 정확히 인식하여야 한다.

예를 들면 자궁근종일 때 처음에는 3×2cm인데 치료 후 5×2cm로 늘어났지만 단순히 체적의 크고 작음으로 볼 것이 아니라 중간의 밀도를 보아야 한다.
3×2cm시는 고밀도이고 5×2cm시는 저밀도이기에 이것으로 질병을 관찰하는 것이 관건이다. 원래의 종류는 비록 작지만 아주 단단하여 치료하기가 어렵지만 치료 후에 종류는 물러졌기에 움직이게 하는 것이 아주 쉽다. 전통중의에서는 기혈의 소통을 말하는데 기혈이 소통이 잘되면 전이가 발생된다. 계획적으로 소통시키고 전이시켜야만 정상적 치료가 이루어진다.
또 예를 들면 결석을 치료할 때 처음에는 하나인데 나중에 "모래형태"거나 혹은 처음에는 원형인데 나중에는 방형이거나 "편"(扁)형인데 실체가 변화를 가져온 것이다. 그 실체의 본질을 인식하고 움직이는데 꼭 형체가 에너지로 전환되어야 한다. 형체가 에너지로 전환되어야 움직임이 실행할 수 있다.

전통중의에서는 음쪽의 병은 양에서 치료하고 양쪽의 병은 음에서 치료한다 말하는 것은 에너지의 대 움직임이다. 공전창통이 인체 임맥 독맥의 운행을 창통시키고 임맥은 모든 음경이 모인 것이며 독맥은 모든 양경이 모이는 곳이다. 인체공간의학에서 인체의 외초공간을 발견하고 소통과 흩어짐을 통하거나 인체외초공간의 에너지도 인체의 사초를 조정하며 인체 5장6부의 기능 운행을 조정하는 것은 음쪽의 병을 양측에 치료하고 양쪽의 병을 음에서 치료하는 실천전례는 에너지의 대 움직임의 과싱이다.
에너지를 움직이는 과정에서 에너지는 높은 곳에서 에너지가 낮은 곳으로 소통, 흩어지고 아래서 위로 소통, 흩어지는 것을 관장하여야 한다. 혀를 관찰하는 과정에서 설근부터 혀끝까지 소통, 흩어지는 것을 장악하는 것은 강물의 흐름과 같이 수원 발원지부터 바다로 운행하는 것이다. 혀 끝은 마치 바다의 입구로 비유할 때 하류가 막히는 것을 피하고 바다 입구가 창통하여야 한다. 그러기에 병 치료 시 우선 혀끝을 소통한다. 혀끝은 인체 상, 중, 하 삼초 에너지가 외초로 전환하는 통로이다. 상, 중, 하 삼초의 에너지가 어깨를 넘어 외초로 도착하여야 외초의 에너지와 혼합하고 변화하여야만 에너지 대융합을 실현할 수 있고 공전창통을 이룰 수 있다.
임상치료 시 우리는 이 대융합을 중시한다.

전통중의에서는 깨끗하면 오르고 탁하면 내리며 기혈소통을 강조하지만 대 융합의 작용을 인식하지 못하였다. 그러기에 지금까지 고혈압도 해결 못하고 심장, 뇌혈관 질환, 위 질환 등도 해결하지 못하였다.

만약 대융합을 인식하고 에너지 대운동을 인식하며 인체 삼초 에너지를 인체의 외초로 움직여서 외초에서 융합, 변화를 가져와야만 인체의 수많은 질병도 치료할 수 있다.

외초 에너지가 신장 부위 세포에 충격을 주어 신장구역 공간에너지를 증가시켜야만 인체의 원동력을 증강할 수 있다.

혀끝의 어혈과 지체를 소통하려면 양쪽 늑간의 에너지를 소통하고 임맥의 에너지를 소통하여야 한다. 양쪽 늑간의 에너지를 소통하려면 "시호", "길경", "생보리싹"을 사용하고, "중맥"의 에너지를 소통하려면 "향부자", "절패"를 사용한다. 3개 선로 기가 창통하면 수많은 질병과 완고한 질병도 해결할 수 있다.

그러기에 설근 부족 시 치료는 혀끝의 어혈과 지체된 에너지를 하행시켜야 한다. "포공영" 2g으로 인체 상초 공간에서 작용을 발휘한다. 상초공간 에너지는 깨끗해야 하고, 수증기도 깨끗하게 하려면 "선"(宣)의 방법을 사용한다.

폐의 주요 생리기능은 "주선발"(主宣发)인데 소위 "선발"(宣发)은 즉 소통, 흩어진다는 뜻인데 "포공영" 2g으로 상초에너지가 견갑골을 넘어 외초 공간으로 운행하는 것에 도움을 주고 혀끝의 어혈 지체된 것을 풀이하는데 도움이 된다.

만약 혀끝의 불균형은 하부 물질을 위로 운동시켜야 하는데는 "포공영" 7g으로 하초 부위 에너지를 가동하여 위로 운행하는데 추동력을 일으켜 혀끝의 부족점을 보충한다. 하초공간 에너지를 위로 올리는 것은 쉬운 일이 아니기에 반드시 에너지 운동을 움직이게 하고 운동과정에서 자동 분화하여야만 깨끗한 것이 오르고 탁한 것은 내리는 것을 실현할 수 있다. 실제로는 깨끗한 것을 베풀거나 탁한 것을 반죽하는 것은 서로 대응되는 것이기에 깨끗한 것을 베푸는 것은 탁한 것을 반죽하는 것에 공간을 열어주어 깨끗한 것을 베푸는 목적을 이룬다.

"포공영" 7g이면 설근 뒤가 넓고 얕음과 설근 뒷부분이 두터운 상황에 사용한다.

제15장

공간의학으로 사스를 논함

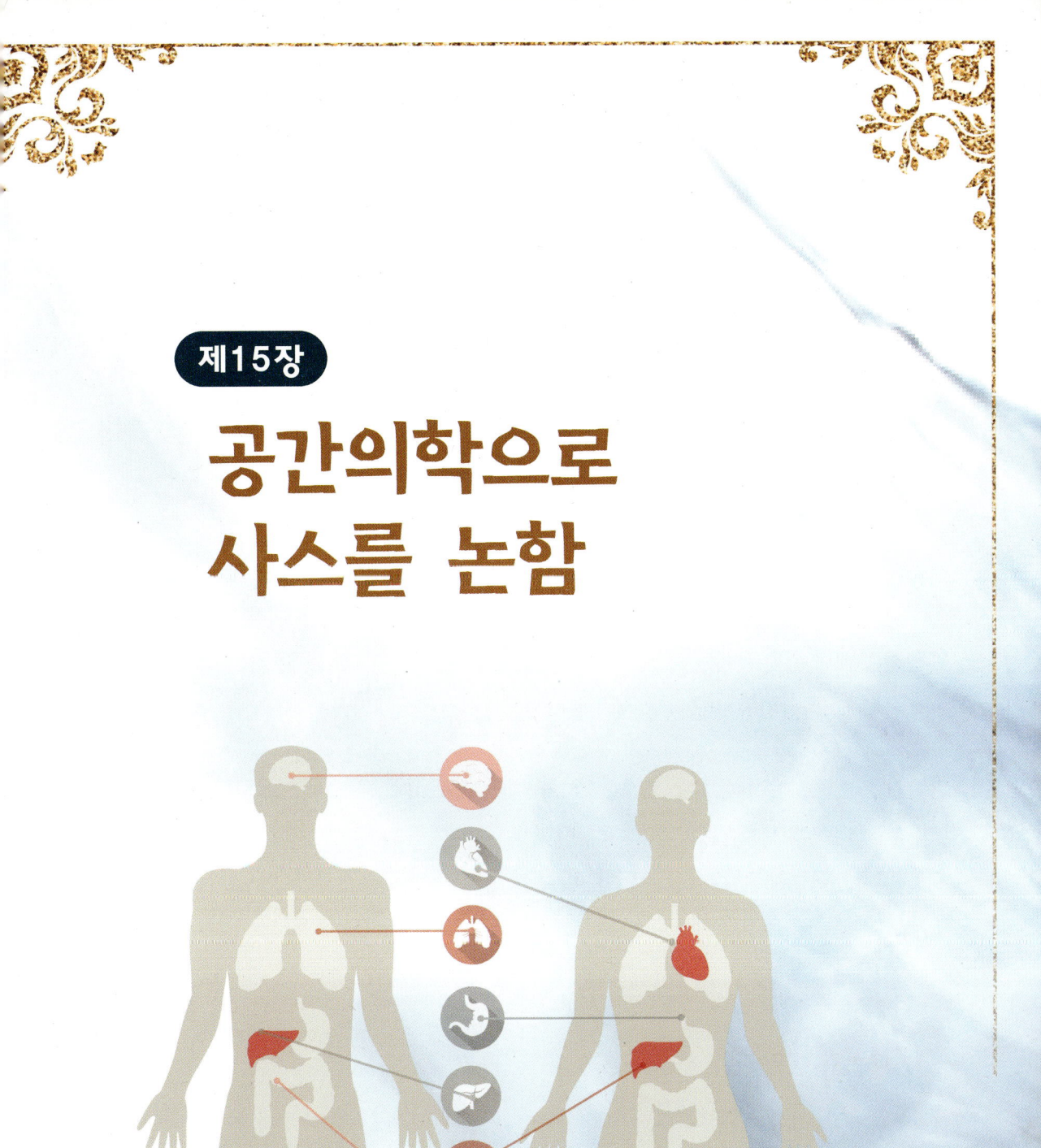

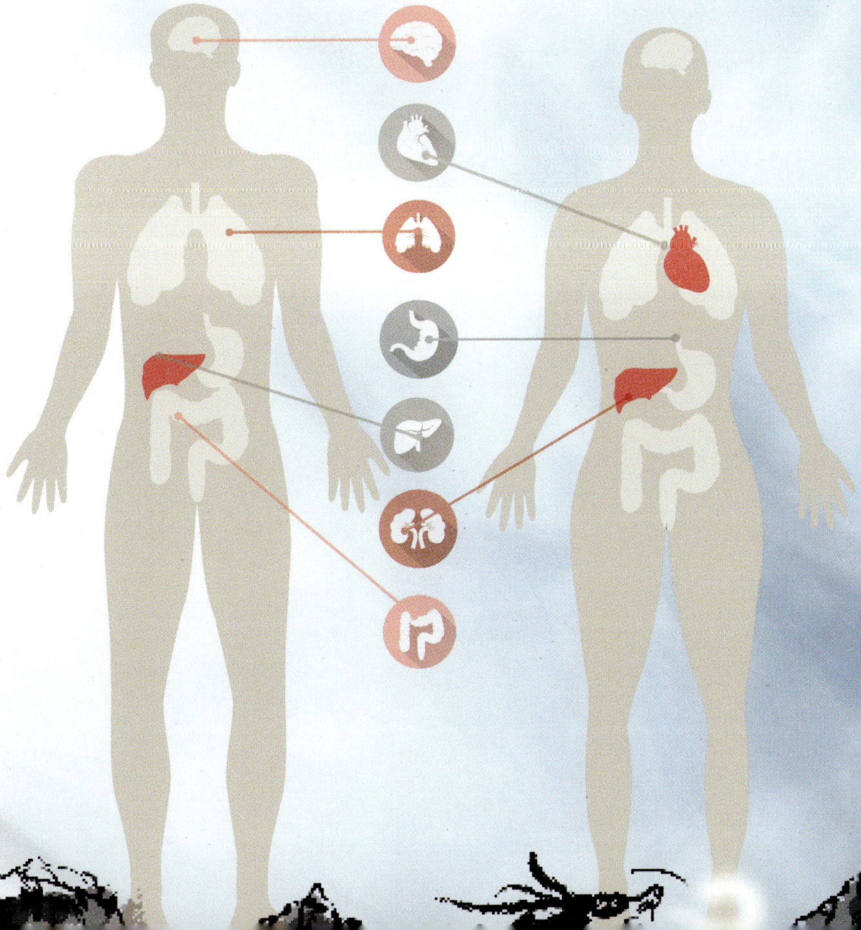

肺朝白脉属天空，天高云淡，万物异化，非典非也。

"폐는 백맥을 관리하기에 하늘에 속하고,

하늘은 높고 구름은 연하여 만물의 변화이지 사스는 아니다."

인류는 공간에서 생존하고 외계 공간 에너지와 체내 공간 에너지와 시시각각으로 교환을 진행한다.

외계 공간 에너지가 극변하면 체내 에너지 운동에 영향을 주어 체내 공간에서 에너지가 급변한다.

그 극변 과정에서 공간의 온도와 습도가 개변이 발생하여 균종이 형성되는 데 전통중의에서는 "습열생균"(湿热生菌)이란 말이 있는데 사스의 생산과 체내공간에너지 급변과 연관된다.

사스의 전파를 대면적으로 예방하거나 피한다는 것은 아주 피동적인 방법이다. 포위공격하는 것이 상책이다.

인체 내 에너지 급변을 이완시키고 세포운동을 활발하게 하여 에너지를 증강시킨다. 임의적으로 주동적 세포 에너지를 강화시켜 인체 내 물질과 에너지를 전환시키고 인체 내 에너지 급열을 뚫게 하려면 "신량, 청열, 해독"(辛凉, 清热, 解毒)의 방법을 사용하고 대량의 산소 흡입방법이거나 면역력을 높이는 요법을 사용하여야 한다.

또 에너지 상호 생성, 상호충격, 상호대변하는 방법으로 공간에너지 급변을 풀이하여 공간환경의 오염을 청소하고 짧은 시간 내에 예방과 치료의 효과를 얻는 간편하고 쉬운 방법으로 사스치료에 새로운 장을 연다.

1. 사스의 병인

사스는 비전형성폐렴의 간칭인데 비는 아니라는 뜻이고 전은 전형성이기에 즉 병증세에서는 부합되나 병리 검사 시 부합되지 않기에 비전형성폐렴이라고 명명하였다. 사스는 신세기의 산물이며 신세기의 병명이다. 만약 인체공간의학의 측면에서 인식할 때 사스는 기능성 질병이다.

내경에서 "음양은 한 개 기이"라고 하였다. 이와 같은 관점에서 인체공간의학의 결론은 기능성질병은 에너지 운동 조절실패의 결과이다.

세포가 신진대사 과정에서 세포 내 물질과 세포 밖의 에너지와 상호전환하는 것이다. 만약 공간 에너지가 균형을 잃을 때 물질에너지 전환이 헝클어지며 물질적취 혹은 부족, 개변이 모세포군체의 기능에 영향을 주어 기능성 질병을 초래한다.

사스는 내인과 외인의 상충작용하에서 일으킨 질병인데 내인은 인체 폐 부위 기능 활약이 감퇴된 것이다. 그 감퇴의 원인은 여러 가지인데 음식습관으로 조성된 부작용, 약물 남용, 질병을 급히 치료만 하고 양생 예방을 소홀히한 때문인 것이다. 질병이 도진 것은 체내기능실조로 일어난다. 폐 부위 기능이 문제 생기면 폐 부위 기능 상실로 사스가 발생하는 내인이 된다.

외인은 대자연 에너지 변화가 불규칙적이고 에너지가 불균형하며 분포가 불온전하고 에너지 순환의 불균형으로 기후변화가 이상을 일으킨다.

사람이 이런 불온전한 압력상태 시 폐 부위 병변이 발생하게 된다.

사스는 내인과 외인의 쌍방작용의 필연결과이다.

폐 부위 세포 내의 에너지가 농도와 압력이 점차 높아짐과 동시에 외부공간의 압력의 영향으로 세포 내의 정미물질이 주위 공간으로 전환되지 못하면서 뭉치면서 발열한다. 만약 폐 부위 기능이 정상일 때 불안전한 압력에서도 감염되지 않는다.

우리 몸의 기능의 강약은 결정적 작용을 한다. "정기"(正气)가 충만하면 항병능력이 강하고 질병의 침입도 막을 수 있으며 만약 감염이 되어도 병세는 가볍다. 그러기에 같은 외인의 작용하에서도 병에 옮지 않거나 경하거나 중병으로 분류된다.

2. 사스증세 분석

사스의 기본 증세는 고열, 기침, 가슴이 답답하고 호흡곤란, 폐 부위에 "음영"(阴影)이 나타나며 설사를 동반한다. 무엇 때문에 사스 환자들은 이런 증세를 나타내는가?

폐는 상초에 위치해 있고 폐는 백맥을 관리하기에 폐부 기능이 실조에 외인의 작용하에 폐 부위의 에너지를 수출하지 못하고 에너지가 급격히 폐 부위에 모이게 된다.

엑스레이로 볼 때 폐 부위 뒤 측면에 대면적의 "음영"(阴影)이 나타난다.

폐 부위의 에너지 급격히 모이면서 깨끗한 것은 올리고 찌꺼기는 내리는 기능이 실조되어 이상의 증세가 나타난다.

폐 부위 공간과 외초 공간 기능 실조로 환자의 등 부위 표층온도가 고르지 못한 것을 손으로 만져보아도 느낄 수 있다. 손바닥으로 환자의 등 부위 (10~15cm 떨어져도 병변 부위와 정상적 부위의 온도 차도를 느낄 수 있으며 자외선 기계도 측정할 수 있다.) 에너지가 급격히 모이면 면역계통은 적들이 침투된 줄 알고 급격히 반격으로 나서며 자아공격하면 폐 부위 비워짐을 조성되고 동시에 면역력이 떨어진다.

사스의 사망원인이 2가지가 있는데 장부의 쇠퇴와 폐 부위 섬유화와 공동화(空洞化)이다.

- 고열: 열리지 않아 에너지가 세포 밖으로 나가지 못하여 어혈로 인해 발열한다. 만약 열리면 꼭 외초로 운행된다.
- 기침: 폐 구역 공간 에너지가 지체되면 폐가 개합이 되지 않기에 기침을 한다.
- 가슴이 답답할 때: 폐 구역 에너지가 깨끗한 것은 위로 오르지 못하고 탁한 것이 아래로 내리지 못하여 가슴이 답답하고 천식이다.
- 설사: 윗부분은 왕성하고 아래쪽은 허하여 기능실조로 정기가 쇠퇴되며 심장이 쇠퇴되면 패란(佩兰), 곽향(藿香)을 사용하여도 문제 해결이 되지 않는다. 이런 증세일 때 인체공간의학에서는 외초를 운항시키고 세포를 열어 에너지를 운행시켜 깨끗한 것은 오르게 하고 탁한 것을 내려 정기를 회복시켜 질병을 치료한다.

3. 사스의 자아 조치방법

인체공간의학에서는 사스는 전염성전염병이지만 근본적으로 볼 때 에너지성 질환이기에 인체 공간 에너지를 조절하여야 문제해결이 된다. 에너지를 조절한다는 것은 약물작용을 사용하거나 "수세회조법"(手势回照法)을 사용하면 된다.

"수법회조법"은 손자세를 가깝고 멀리하는 수법을 여러 가지 방법으로 변화를 가져와 인체 내부에서 고저 에너지 차이를 만들어 에너지 운영과 충격을 이루어져 에너지 운동 중에 자아 스스로 조정하여 인체 기능을 회복시킨다.

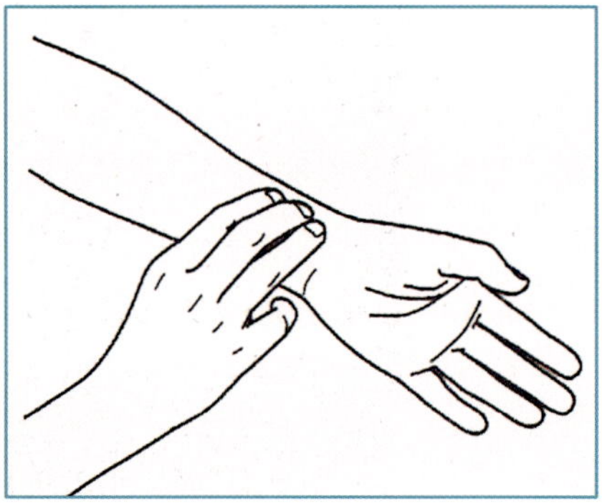
그림 23 3지활용법

1) 좌(우) 손 식지, 중지, 무명지를 가지런히 상대방의 좌(우) 손의 촌관치(寸关尺)에 대고 3~5분이면 효과가 나타나고 20~30분 동

안 이 방법을 사용하면 쌍방이 모두 효능을 본다. 이성지간 이거나 많은 사람이 릴레이 방식으로 하면 더욱 효능이 있다.

손끝의 "정"(井)혈은 인체 에너지와 외계 에너지 교류의 출입점이며 정혈은 평시에 비워있고 기혈이 창통된다. 이런 방법은 중병환자에게 효능이 더욱 뚜렷하여 심장 구급에도 사용한다. (그림23 참조)

2) 두 손이 한쪽이 멀리하고 한쪽이 가까이 하는 방법으로 폐 부위를 하는데 멀리 있는 손은 20cm이고 가까이 있는 손은 10cm 정도 둔다. 멀리, 가까이를 교체하며 매일 5~10분씩 여러 차례 하면 가래가 많아지는데 이것은 좋은 현상이다. (그림24 참조)

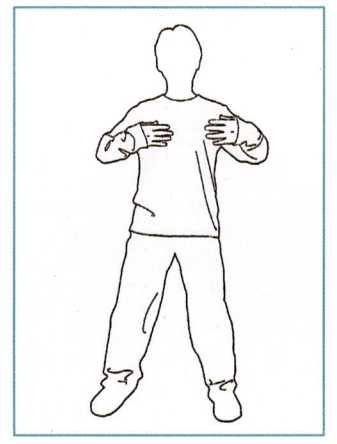

그림 24 폐강화법

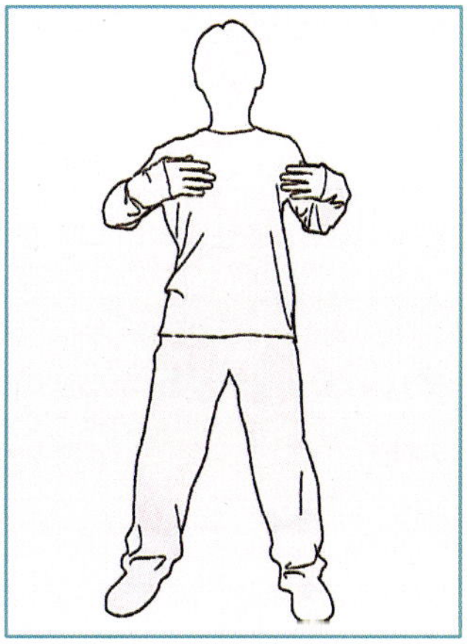

그림 25 강심요법

3) 신체 허약한 사람은 강심요법을 사용한다. 왼손 손끝이 좌 유두보다 높으면 안되고 오른손은 우심실 가리키는데 거리는 20cm이다. 이러면 정맥회류가 증가된다.

왼손이 거리가 가까우면 좌심실의 압력이 높아져 동맥배출을 증가하고 오른손 거리가 멀리하면 우심실 압력이 낮아 정맥회류를 증가하며 5~6분이면 효능을 본다. (그림25 참조)

4) 에너지 호체법(护体法)

오른손이 머리 위에 올리고 손바닥은 아래쪽으로 손바닥과 백회혈거리는 10cm이고 왼손바닥은 하복부를 20cm 거리를 둔다.

매일 몇 번 하는데 매번 5~10분을 한다.

오른손으로 머리 위를 하면 머리 부위 에너지 압력이 높아지고 왼손으로 하복부를 하면 복강의 압력을 내려 에너지가 고압과 저압의 압력차의 작용하에 순리롭게 아래로 유통되어 폐 부위 높은 에너지를 내려 폐 부위 열을 아래로 유인하여 단전으로 내려 상허하실의 목적으로 도달된다. (그림26 참조)

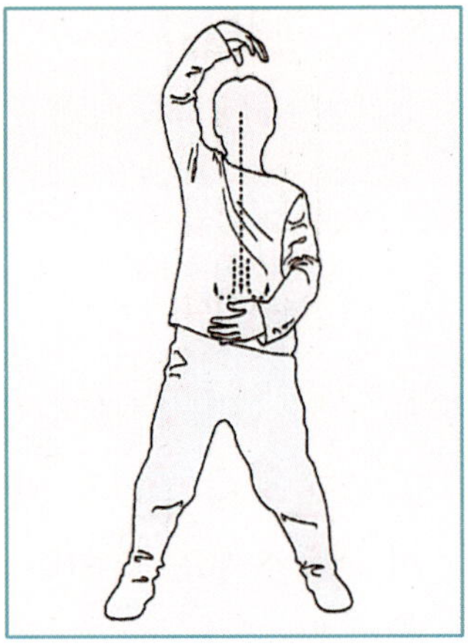

그림 26 호체법

4. 사스처방 (참고)

사스유행은 "영을 깨끗하게 하고 표를 뚫는다.(宜清营透表)" 영은 세포 내이고 표를 뚫는 것은 세포 외이다.

전통중의가 사용하는 처방은 "마행석감탕"(麻杏石甘汤)인데 "마황"(麻黄) 4g, "생석고"(生石高) 20g, "행인"(杏仁) 4g, "감초"(甘草) 3g이다.

인체공간의학에서는 사스의 4개계단의 증세에 따라 처방도 다르다.

1) 사스처방

(1) **음영전기 증세 :** 고열, 기침

➜ 처방 1: "마황"(麻黄) 4g "생석고"(生石膏) 30g "갈근"(葛根) 6g, "포공영"(浦公英) 6g "박하"(薄荷) 5g, "백모근"(白茅根) 5g

• 처방해설 : "개포투열법"(开胞透热法) 세포 내의 열량을 세포 외로 발사시키는 것 전통중의에서는 "청영달표법"(清营浃表法)으로 한다. 폐 부위 공간의 열량을 외초 공간 구역으로 흩어지게 하고 미순환작용을 해제시킨다. 마황은 세포를 깨우쳐 세포의 작용을 증강시킨다. 세포를 열게 하여 세포활동을 증강시키는데 세포를 여는 과정에서 세포 내의 열량을 세포 외로 작용시키는데는 생성고을 사용하여 냉한 것을 흩어지게 한다. 갈근은 독맥을 소통시키고 외초를 소통시키며 미순환을 소통시켜 열을 흩어지게 한다. 포공영은 외초통도의 열량을 소통시키는데 특별히 신장과 방광구역의 열량을 소통시키고 신장과 방광의 염증을 예방

시킨다.
박하는 그 양이 세포 내로 들어가 표를 뚫는 작용을 증가시키는데 특별히 횡경막 아래를 뚫어 간 구역 주위의 열량을 소통시키고 폐 주위 공간을 깨끗하게 한다. 백모근은 중초공간의 열량을 해소하고 폐 부위 공간장의 농도를 깨끗하게 하여 상초공간의 열량이 운행하는 것 도와 인체의 임맥독맥기능이 정상운행하는 것을 돕는다.

➜ 처방2: "갈근"(葛根) 6g "시패"(浙贝) 6g" "박하"(薄荷) 5g
"백모근"(白茅根) 4g, "지모"(知母) 6g

• 처방해설: 갈근은 독맥을 소통하고 외초를 소통하며 순환기능을 조금씩 회복시켜 열을 내린다. "시패"(浙贝)는 상초공간의 열량을 소통하고 상초에 집결한 열량을 풀어줘서 상초공간의 압력을 내린다. 박하는 박하의 향이 세포에 들어가 폐를 여는 작용을 증가시키는데 특별이 횡경막 아래 간 구역 주위의 열량을 내려 폐 주위의 공간을 깨끗하게 한다. 백모근은 중초공간이 열량을 해소시키고 폐 부위 공간의 농도를 깨끗하게 하고 상초공간이 에너지운행을 도와 인체의 임맥독맥 기능이 정상운행하는 것을 돕는다.

➜ 처방3: "계지"(桂枝) 4g. "지모"(知母) 6g "포공영"(浦公英) 6g, "독활"(独活) 3g
"시패"(浙贝) 6g

• 처방해설: 계지는 세포의 긴장도를 해소하고 세포의 열고 닫힘을 조절한다. 지모는 외초 윗부분 공간의 에너지를 흩어지게 하며 폐 부위의 에너지상생을 열어 에너지열량을 내린다. 공영은 외초통로의 열량을 흩어지게 하고 특별히 신장과 방광구역의 열량을 소통시켜 신장과 방광의 염증을 예방한다. 시패는 상초의 공간의 열량을 흩어지게 하고 상초에 집결된 에너지를 해소하며 상초공간의 압력을 내린다.
독활은 에너지를 머리부터 족부까지 하행시킨다.

(2) 공간음영기

• 증세: 고열, 기침 등 부위가 무겁고 가슴이 답답하다,

➜ 처방1: "마황"(麻黃) 4g, "생석고"(生石膏) 30g. "갈근"(葛根) 6g,
"포공영"(浦公英) 6g "박하"(薄荷) 5g "백모근"(白茅根) 5g,
"어성초"(魚腥草) 4g

• 처방해설: 마황은 세포를 깨우쳐 세포의 발사를 증가시킨다. 세포를 깨우치는 과정에서 세포 내의 열량을 세포 밖으로 작용케 하는데는 생석고가 한기를 흩어지게 한다.

갈근은 독맥을 소통하고 외초를 소통하며 미순환을 소통시켜 열을 흩어지게 한다. 포공영은 외초통로의 열량을 흩어지게 하고 특별히 신장과 방광구역의 열량을 흩어지게 하고 신장과 방광의 염증을 예방한다. 박하는 세포에 향이 들어가 표를 뚫어주는 작용을 증가하며 특별히 폐 주위의 공간을 청결하게 한다. 백모근은 중초공간의 열량을 해소하고 폐 부위 공간 부위의 농도를 깨끗하게 하여 상초공간의 에너지 운행을 확보하고 인체의 임맥독맥의 기능을 정상운행을 돕는다.

어성초는 폐 구역 세포 내외의 습열을 청결하고 세포 내 압력을 내려 극 부위의 청열 이습에 관건적인 작용을 한다.

➜ 처방2: "갈근"(葛根) 6g "시페"(浙贝) 6g "박하"(薄荷) 5g,
"백모근"(白茅根) 4g "지모"(知母) 6g, "구행인"(炙杏仁) 4g

• 처방해설: 갈근은 독맥을 소통하고 외초를 소통하여 미세한 흐름을 만들어내면서 열을 흩어지게 한다.

박하는 그 향이 세포에 들어가 표를 뚫어주는 작용을 증가하여 횡경막 아래 간 구역 주변의 열량을 흩어지게 하고 폐 주변의 공간을 청결하게 한다.

백모근은 중초공간의 열량을 해소하고 폐부공간장 부위의 농도를 깨끗하게 하여 상초공간의 에너지 운행을 확보하여 인체의 임맥 독맥, 기능 정상 운행을 돕는다.

시패는 상초공간의 열량을 흩어지게 하고 상초에 집결된 에너지를 풀어 상초공간 압력을 내린다.

지모는 외초 윗부분 공간의 에너지를 흩어지게 하여 폐 부위 에너지를 위로 올

리는 통로를 열고 에너지 열을 내린다.

"구행인"(炙杏仁)은 기관지에 있는 가래를 없애고 기관지 경련을 해소한다. 폐부위 공간의 농도를 전부 청소하여 상초공간의 에너지 운행을 보장하고 인체의 임맥 독맥기능 정상을 보장한다.

(3) **폐부음영기**

- 증세: 고열, 기침, 등 부위가 무겁고 가슴이 갑갑하며 호흡이 곤란하고 심장이 쇠퇴할 때

➜ 처방1 : "갈근"(葛根) 6g, "대패"(大贝) 6g, "박하"(薄荷) 5g,
"백모근"(白茅根) 4g, "지모"(知母) 6g, "구행인"(炙杏仁) 4~6g
산소호흡기노 농삼.

- 처방해설: "야교등"(夜交藤)은 정신을 안착시키고 정맥 회류를 증가시키는 작용을 하며 강심작용도 한다. 심장을 강화하지만 에너지는 움직이지 않으며 동맥압력을 내린다.

➜ 처방2: 신체쇠약무력자는 처방에 포공영 6g과 황기 4g을 더한다.

- 처방해설: 황기는 회음 구역 주위의 세포운동을 증가시키며 에너지 운동의 추동력을 증가하여 인체기능의 회복을 가강한다.
포공영은 황기의 온열을 내린다.

➜ 처방3: 만약 고혈자는 "석창포" 5g을 더 넣는다.

- 처방해설: "석창포"는 우심실 주위의 압력을 내리고 우심실 정맥회류를 증가하며 머리 부위 압력을 내려 뇌류(혹)를 치료하는 데 필수 약물이다.

➜ 처방4: 만약 심장기가 쇠약하여 무력한 여성에게는 "강활"(羌活) 3g,
"자석영"(紫石英) 5g을 더 넣는다.

- 처방해설: "강활"(羌活)과 "자석영"(紫石英)을 배합하면 자궁세포 율동을 증가시켜 깨끗한 것을 올리고 탁한 것을 내리는 동력을 가강하며 하복부의 세포 율동을

가강하면 소장, 대장 부위 세포율동도 증가되기에 설사하는자 사용을 삼가다.

➜ 처방5: 만약 복부 더부룩한 자는 "후박"(厚朴) 3~5g, "향부자"(香附) 3~4g을 더 넣는다.

• 처방해설: "후박"은 중앙 주위의 세포운동을 증가하여 깨끗한 것은 오르고 탁한 것을 내리는데 도움이 된다. ≪상한론≫(伤寒论)에서는 태양병은 만약 천식이 있으면 "계지"(桂枝)에 "행인후박탕"(杏仁厚朴汤)을 더한다. "후박"(厚朴)은 임맥 에너지 운동의 동력을 증가시키기에 천식병을 치료한다.
"향부자"는 중완 주위 공간의 에너지가 횡경막을 넘을 수 있게 도우기에 ≪내경≫에서는 비장의 기는 전중혈에서 흩어지고 오행에서 토는 금을 생산한다는 설은 실제로는 에너지의 상호 충격이다.
"후박"과 "향부자"를 배합하면 임맥에너지를 상하관통하게 한다.

➜ 처방6: 식용불진자는 "초삼선"(焦三仙) 6g을 더한다.

• 처방해설: 초삼선은 소화를 유도하는 약이다.

(4) 사스회복기

① 증세: 몸이 무력하고 심장이 마구 뛰고 숨이 가쁘며 입이 마르고 혀가 건조할 때

➜ 처방: "갈근"(葛根) 6g, "사삼"(沙参) 4g, "화분"(花粉) 4g,
"맥동문"(麦门冬) 6g, "의인"(薏仁) 6g, "향부자"(香附) 3g

② 증세: 몸이 무력하고 땀이 많으며 심장이 마구 뛰고 불면증일 때

➜ 처방: "갈근"(葛根) 6g, "박하"(薄荷) 6g, "포공영"(浦公英) 4g,
"백모근"(白茅根) 4g, "지모"(知母) 6g, "시패"(浙贝) 6g

위에 여러 가지 처방 중에 회복기 외는 모두 처방량은 치료량이고 양을 절반 줄이면 예방량이며 병세 엄중하면 매일 3번 하는데 5~10세 어린이들은 용량의 1/3을 한다.
처방약물 외에 아래 같은 약물을 선택하여도 된다.

"길경"(桔梗) 3~4g, "인동등"(忍冬藤) 6~20g, "수홍화자"(水红花子) 3~4g, "생지"(生地) 4g, "연고"(连翘) 5g, "규자"(紤子) 4g, "은화"(銀花) 6g, "맥문동"(麦门冬) 6g 등이다. 약물치료 외에 "뜸요법"도 인체에너지운동도 조절할 수 있고 세포의 운동도 가속화하여 장부 주위 환경을 개선한다.

약술의 성분이 다르므로 그 작용도 상이하다. 에너지가 밖으로 운동하기도 하고 에너지가 안쪽으로 운동하기도 한다.

2) 용약과 치료 금기사항

(1) 사스는 에너지가 모여져 발생한 질병이기에 흩어지게 하고 모이면 안 되기에 약을 사용할 때 "맵고, 냉하며 흩어지게" 하여야 한다. 에너지가 남아돌면 열이 발생하기에 열량을 위로 올리는 것이 부적절하나. 만약 "소시호탕"(小柴胡汤)을 사용 시 "황계"의 용량을 "시호"의 두 배 이상이어야 되고 "시호" 용량이 많으면 안 된다. 그렇지 않으면 열이 위로 올라가 상초 공간의 열량을 증가시키기에 염증을 유발한다. 사스를 치료하려면 "황련"(黄涟) "황계"(黄芩), "황백"(黄柏) 같은 쓰고, 냉한 약물을 사용하는데 용량이 과다하면 부적절하다. 전통중의는 약물의 기와 미로 인체공간의 에너지를 조절한다. 기가 적으면 흩어지고 기가 많으면 모이며, 미가 연하면 보하고 미가 농하면 모인다. 쓰고 냉한 약물의 용량이 많으면 인체공간에너지의 집결이 증가된다.

(2) 사스를 치료하려면 꼭 모여진 에너지의 출로를 찾아야 한다. 폐를 보고 폐만 치료하는 것은 틀린 것이다.
폐 부위 기능은 오르면 열리고 그 기를 넘어가야 하고, 치료 시 외초의 소통을 중시하여야 한다. 외초공간이 깨끗하고 밝아야 등 부위가 소통되고 폐 부위 에너지에 출로가 생긴다.
전통중의는 "금이 수를 생산한다"[金能生水]는 것은 폐 부위 에너지가 등 부위에서 하행하여 신장 구역세포에 충격을 준다. 폐 부위 에너지를 흩어지게 하는데는 외초부터 착수하여야 한다.

(3) 사스를 치른 후 신장이 약한데는 폐에게 도움을 청하여야 된다. 외초공간이 통

하고 복강이 비워져야 폐의 기가 유통되거 신장의 기가 생긴다. 만약 직접 신장을 보하면 신장이 필연코 상하게 된다. 사스는 꼭 반복하는데 요양시 특히 약물 사용에 주의하여야 한다. 발열재발생을 막으며 보약을 너무 일찍 사용하여도 부적절하다.

(4) ≪내경≫(內经)에서 "정기가 내 몸에 있으면 사기가 들어오지 못한다"는 말을 교훈삼아야 한다. 폐 부위에 열이 남아돌면 사스 감염이 잘 된다.
그러기에 폐 부위의 남아도는 열량을 없애야 신체 내부 에너지가 소통을 보장하여야만 비록 전염병 구역에 있어도 감염되지 않는다.

5. 사스의 약용사용기초

모두 알다시피 중의약은 전통의료도구이며 약물의 총강은 "4기5미"이다.

4기는 "한, 열, 온, 냉"이고 5미는 "산, 신, 쓴맛, 단맛, 짠맛"이다.

전통중의 처방에는 "단방, 복방, 험방, 편방" 등등이다.

처방이 다르지만 그 목적은 "4기5미"로 인체기능을 조절하여 인체의 안쪽을 안착시키며 건강을 회복하는 것이다.

인체 내부는 각 부위 계통 혹은 세포들은 시시각각으로 쉬지 않고 소화 흡수한다.

인체기능이 정상운동되어 각 부위 계통 혹은 세포주위환경을 개선하여 소화흡수를 순리롭게 진행한다. 동시에 인체의 기본 구조와 기능 단위는 세포이며 세포 주변의 환경은 세포와 세포 간의 공간이다. 공간에너지의 많고 적음은 직접적으로 세포개합 좌우한다. 그러기에 인체세포 주변의 공간환경을 개선하여야만 세포기능을 회복시키는 관건이다.

중초약의 미와 기는 인체공간에너지가 "승, 강, 부, 침"의 조절기이며 에너지의 "승강부침"은 인체공간에너지의 유통이며 공간의 에너지 농도와 압력을 개변시킨다. 중초약은 인체의 극 부분의 공간농도를 개변시킬 뿐만 아니라 인체공간에너지 운동과 충격을 가속화함에 장부, 경락, 세포 등의 기능과 작용을 개선한다.

예를 들면, 인삼은 하초에너지 농도를 증가시키고, "백출"은 위장공간의 에너지농도를 증가시키며 백출은 사하는 작용이 있다. "야교통"은 우심실 회류를 증가시키기에 정맥질환의 우선의 약재이다.

중초약은 기와 미의 변화로 인체공에 작용하여 인체의 기능작용을 조절하여 건강을 회복시킨다.

사스의 예방과 치료는 인체생리와 병리를 결합시켜 사스 "백신접종"이 세상에 나오기 전의 인체기능을 조절하는 것이 현재로는 최선이다. 인체공간의학에서는 사스의 예방과 치료를 연구하는 것이 현대의학에서 이 사스를 해결하는데 도움이 될 것이다.

(온병을 치료하는 시 한 수)

기능이 정상이면 백병에 무방하며

질병을 없애려면 기능을 회복하라

세포 내 세포 밖의 분류가 정확해야 하며

혀를 관찰하는 데에도 정확히여야 한다.

"설질"(舌质)은 "영"(营)이고 "설태"(舌苔)는 "위"(卫)이다.

혈은 "영"이고 기는 "위"이며 포내 포외이다.

혀는 4단계로 나뉘는 것을 명심하여야 하고

혀끝은 심장폐이며 비장과 대장은 중심이고 중간 양쪽은 간과 담낭이다. 뒷부분은 신장이며 혀 부위 3단계 사이는 외초이다.

에너지가 진하거나 연한 것은 설태의 두텁거나 얇은 것이며 에너지 연하고 얇은 것은 운행과 흩어짐이 잘된 것이고 에너지가 두텁고 느끼한 것은 습에 유리하며 역병의 전과는 공기에서 하기에 폐는 "천공"(天空)에 속하고 태양구중에 있기에 "천주"(天主)이다. 역병치료는 천주의 힘을 빌어야 한다.

하늘은 높고 구름은 짙듯이 만물은 천상변화한다.

에너지가 자전하고 소화흡수하며 온습이 생겨 병독이 변화한다. 에너지를 급히 제공하면 조건이 변화되고 에너지가 운행되지 않으면 병세가 악화된다. 등 부위를 소통하면 폐 부위가 변화를 이루고 폐 부위의 세포가 에너지를 보낸다.

"대패, 갈근"은 에너지 운행하게 하고 "박하, 석고"는 "영과 위를 깨끗하게" 하며

"모근, 포공영" 재발을 예방한다.

"빈랑, 천박"은 물질을 하행한다.

사람이 생존하려면 동력이 정상화되어야 한다.

선천은 신장이고 후천은 폐이기에 폐가 움직이면 신장도 움직이고 "금능생수"(**金能生水**: 금이 수를 생산한다). 신장은 선천이고 신장은 골수를 생산하기에 역병을 치료시 "신량견산"(**辛凉幵散**: 매운 맛, 찬 맛으로 흩어지게 한다)

약의 맛이 연해야 에너지가 흩어지고

약의 맛이 진하면 온열이 흩어지지 않는다. 세포의 생성은 공간의 변화이고 소화흡수는 기능의 변화이다. 물질에너지도 기능의 변화이다. 깨끗한 것은 오르고 탁한 것은 내리는 것도 기능의 변화이다.

"주천통행", 쾌속진단. 그 비밀은 한 눈에 볼 수 있다. 세포 내, 세포 밖 한마디로 말하면 "붉고 건조한 것은 열이고, 습윤은 한이며, 두텁고 느끼한 것은 어혈이다." "자지색 어두움도 어혈이다"

혀끝이 뾰족하고 치아 자국이 있으면

수로막힘이다

혀가 크고 두텁고 끈적하면

세포 내 물질이 넘쳐나는 것이다

혀가 작고 떨면

세포 내 물질이 부족하다

정기가 허하고 쇠퇴하면 급히 동력을 증가하여야 한다

혀가 무태, 무색이면

공간이 허하고 손상된 것이다

혀가 크기로 입에 꽉 차면

삼초를 개통하여야 한다

혀끝이 진동하고 떨면

원기가 힘이 없다

혀가 윤기가 돌고 붉은 점이 있으면

혈액이 어혈이며 열이 있다

혈액 깨끗하지 않으면 머리, 눈이 어지럽다

폐군체의 세포운동은 비장에너지가 폐에 흩어지게 할 때는 "향부자, 생보리싹"이 적합하다.

태양구의 에너지가 하행하여 신장에 내려가는 데는 “갈근, 포공영”이다.

폐 부위 세포를 움직이는 데는 “대패, 길경”이다. 세포가 움직이면 폐 질환도 낫게 된다.

➜ memo

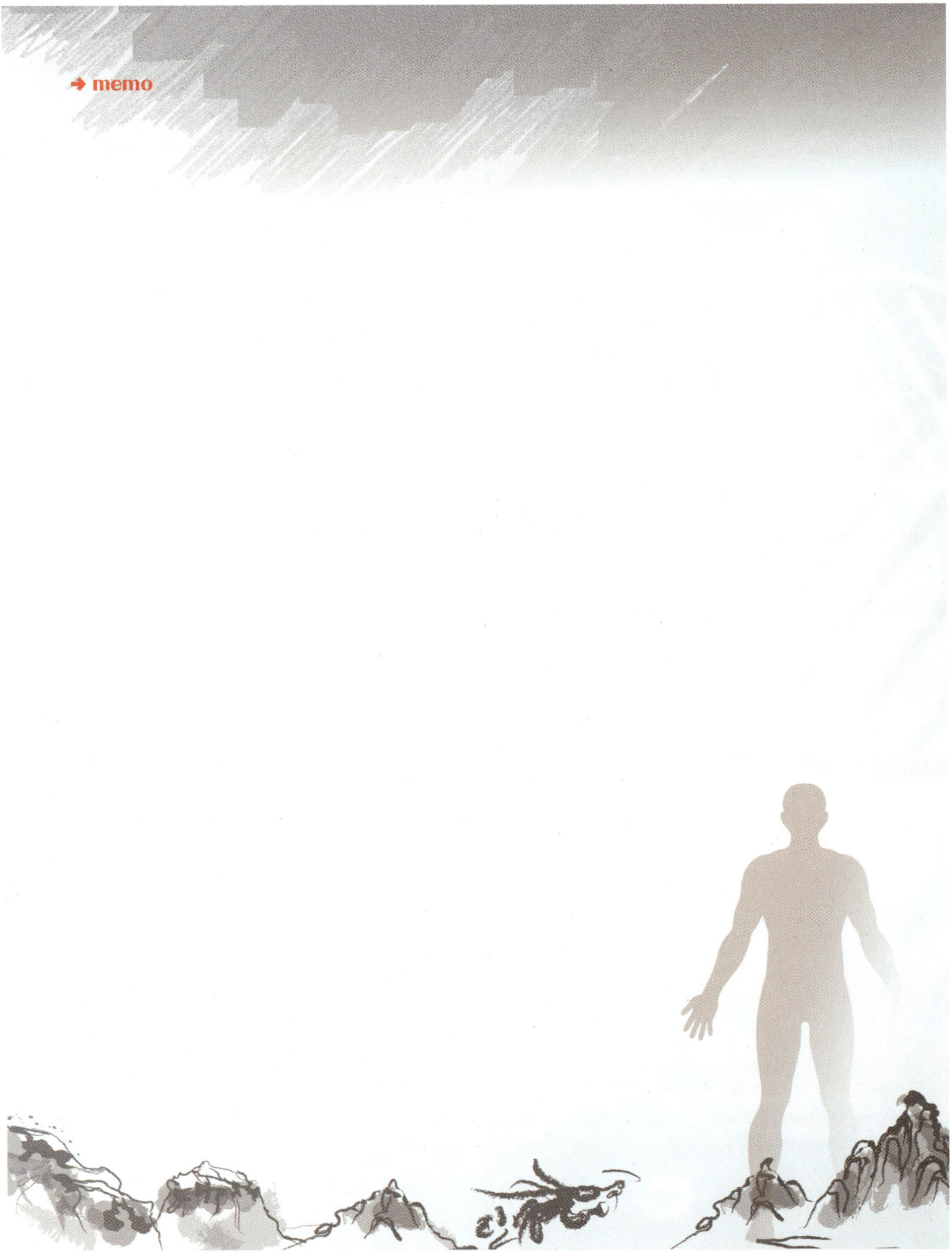

제16장

작은 처방으로 암을 치료

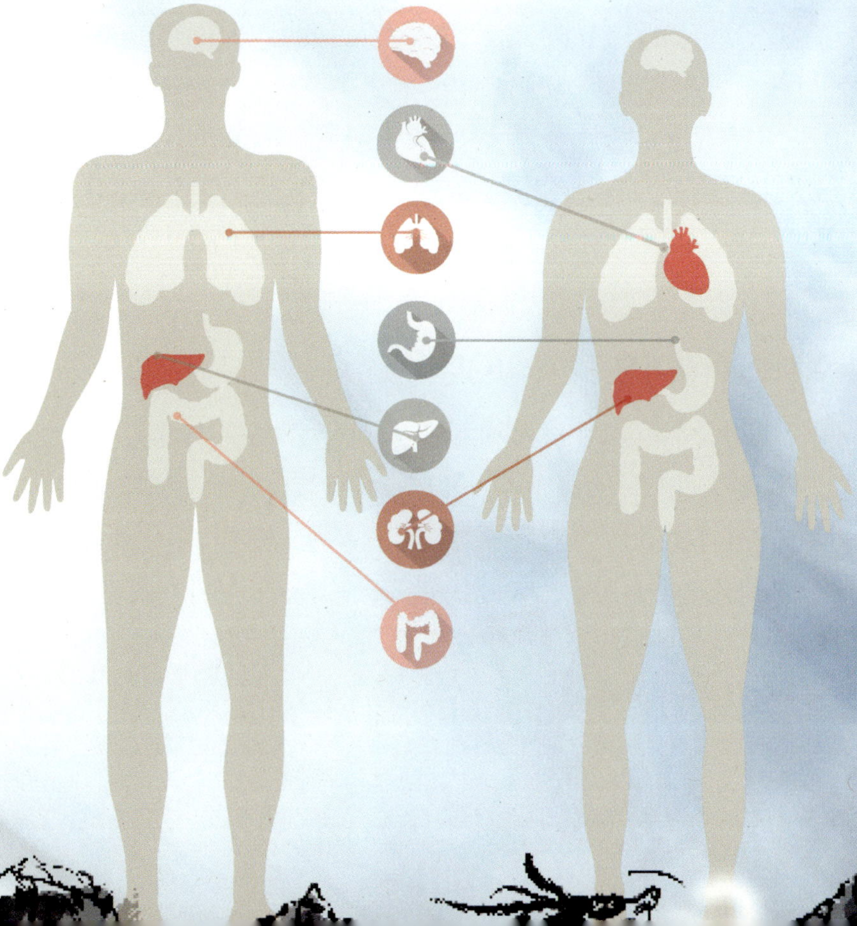

"化解癌症, 以和为贵"

"암을 이기려면 화합이 우선이다."

〔작은 처방으로 암증을 다스리는 방법〕

[적요](摘要) 본문에서 주장하기를 암의 정체는 어혈이지 독이 아니다. 암의 이전은 무서울 것이 없다. 또 암 치료하는 데 새로운 원칙과 새로운 방법을 내놓았다. 즉 공전창통과 작은 처방이다. 또 암 치료 시 반드시 약물의 가치를 높이고 암 치료에는 큰 처방, 해독 처방을 하지 않는다. 암 치료 시 수술하지 않고 항암치료도 삼가하고 수액은 엄격히 공제하여 암 말기 시 흉수와 복수치료에도 자기의 견해를 내놓았다.

【관련 용어】

"암증"(癌症); "암세포전이"(癌症的转移); "공전"(公转); "작은 처방"[小方]; "약물가치"(药物价値); "훈증"(熏蒸: 찌는 것)

암은 인류의 대적이다. 암을 인식하고 암을 치료하는 것이 의사들의 직책이다.

필자는 몇 년의 관찰과 임상 과정에서 암의 병인, 이전규율, 약사용규율 등을 연구와 탐색한 결과 암 치료 시 비 수술, 비 항암치료 개입하지 않거나 수액량을 엄격히 공제하며 해동방법 사용한 것도 제창하지 않고 작은 처방으로 인체 공전을 조절하여 정상 생리 기능을 회복시킨다.

1. 암증의 정체는 어혈이지 독이 아니다

암은 에너지 물질이 "어혈, 지체"된 것이지 독이 아니다. 소위 독이란, (어혈의)자체가 심한 것이거나 혹은 혈, 습, 설태가 두껍거나 느끼한 것이거나 극한의 내열이다.

필자는 인체 내부에너지가 모 부위에 모여 "적취"가 형성되어 공간(2)에너지 농도가 높아져 그 부위 세포군들에게 아주 높은 압력을 조성시켜 그 부위 세포군 운동에 영향을 주어 세포들이 정상개합을 이뤄지지 못하게 하고 세포 밖의 에너지와 상호교류가 이뤄지지 못하여 암이 형성된다.

암은 3개 계단으로 분류하는데 즉 "은형기"(**隱形期**), "성상기"(**成像期**), "변환기"(**變化期**)이다.

"은형기" 시기는 인체공간의 모 부위 에너지 농도가 개변되면서 "영상"이 생산되는데 이 영상은 최신과학기계로 검측할 수 없지만 이미 세포 및 세포군운동에 영향을 주고 있고 실질적 병변은 형성되지 않은 상황이다.

"성상기"는 공간의 "영상"이 기질성병변으로 전환되어 연관된 경락의 기의 운동에 영향을 주어 기혈운행이 저애를 받는다. 현대의료기계에 검측할 수 있으며 양의는 이것을 암 초기라 한다.

"변환기"는 양의들이 말하는 암 중기, 말기인데 이전과 확산하는 현상을 동반한다.

2. 암 전이는 무서울 것이 없다

세포 운동 시 공간에너지는 물질이 깨끗하면 올리고 탁하면 내리는 운동을 진행한다.

암이 발생하는 것은 깨끗한 것은 올리고 탁한 것은 내리는 운동이 원활하지 않아 암이 발생하는 부위의 에너지 운동의 출구가 막히는 곳이 암이 전이하는 기지이다. 그러기에 암의 전이는 두려워할 필요가 없다. 전이와 치료 방법이 일치하기 때문이다.

필자가 생각하기는 암의 이전은 암 세포가 전이한 것이 아니라 고 에너지의 발생이다. 이 에너지 생성으로 여러 부위의 암이 변화를 초래하는 것이다. 동시에 임상에서 발견하기를 암 전이는 일정한 규율이 있는데 이 규율과 에너지 운동의 특징이 밀접한 연관이 있다.

인체 내부의 에너지는 높은 곳에서 낮은 곳으로 운동하는데 고에너지가 저에너지로 유동한다. 중의에서 말하는 오행중의 "상생"(**相生**), "상극"(**相克**)의 관계인데 모두 에너지 운동의 특징과 밀접한 관계가 있다. 동시에 인체에너지의 운행은 공전노선으로 움직이는데 암 이전과 공전의 방향은 일치하는데, 모두 본 부위 에너지 운동의 출구방향으로 이전한다. 임상에서 보면 췌장암이 장으로 이전, 직장암이 간으로 이전, 위암이 폐로 이전, 폐암이 흉추로 이전과 다발성 암의 전이도 이 규율과 같으며 역행 전이하는 것은 없다.

3. 작은 처방으로 암을 치료한다

인체 공전은 암을 치료하는 근본 출발점이다.

사람이 생기는 것은 우선 "정"(精)이 생기고, 정이 생긴 후 뇌 골수가 생긴다. 정은 물질의 정이고 정 미물질의 운행 통로는 임맥과 독맥이다. 공전은 임맥과 독맥을 연결시키고 인체 물질 에너지를 운행하니 근본이다. 공전 과정에서 공간 에너지가 과다하게 높은 것을 자연적으로 조정되면 세포 군단의 압력을 내려 세포 내 물질과 세포 외 에너지가 상호 전환되어 세포기능이 회복된다.

현재 암 치료를 필자는 작은 처방을 사용하는데 임상에서 증명되다시피 작은 처방은 암 치료를 아주 뚜렷한 효능을 보았다. 소위 작은 처방이란? "독활, 포공영, 당귀, 패란, 향부자, 계지", 이 6 미약을 기초로 이중 3~4 미약을 작은 처방을 조성하여 인체 공전의 운행을 촉진하고 영향을 미친다.

4. 암 치료하려면 꼭 약물의 가치를 높여야 한다

약물의 가치를 높이는 것은 약물의 응용범위를 넓히는 것이다.

약물의 응용범위를 넓힌다는 것은 2개 부문으로 나뉘는데 하나는 약물이 경맥에 귀속하는 개념을 타파하고 약물이 작용을 발휘하는 범위는 시점부터 종점의 인체 공간이지 경맥에서 작용을 발휘하는 것은 아니다. 둘째로는 약 량의 크고 적음의 차이와 약물의 농도가 다름으로 약물이 작용하는 범위와 정도가 구별된다. 임상과정에서 필자는 수많은 본초에서 6가지 맛인 무독이고 부작용이 없는 약물을 선택하여 이것으로 인체기능을 변화시키고 치료의 목적에 도달하였다. 이 6개 맛의 약초는

"포공영, 독활, 향부자, 계지, 패란, 당귀"이다.

예를 들면 본초강목에서 포공영은 청열 해독, "소옹산결"(消痈散结), "이습통임"(利湿通淋) 작용이 있다 하였으며 폐경, 위경에 귀속된다 하였다.

필자는 포공영의 작용범위는 아래 회음부터 윗부분 등 부위 외초 구역까지인데 약 용량은 1~7g 사이이고 약 용량이 적으면 맛이 연하여 흩어질 수 있어 인체 내부에 구석구석으로 들어갈 수 있어 암 이전시의 치료의 우선 약물이다. 약물 용량이 많을 때는 맛이 농도가 높아 보약이 되며 지체되지 않고 부작용이 없기에 보약 중의 상품이

다. 당삼과 황기를 능가한다.

5. 암 치료는 큰 처방 사용이 부적절하고 해독 처방으로 치료하여야 한다

큰 처방은 장부경락을 움직이고 맛의 농도가 높으며 움직이는 힘이 느리고 그 사기가 통로를 막아 통하지 못하기에 큰 질병은 나을 수 없다.

작은 처방은 유연함이 강함을 극복하여 소통하고 흩어지게 하여 공전을 이루어 폐물을 보배로 바꾼다. 보하지만 형을 남기지 않고 흩어지게 하지만 정을 남기며 활약하지만 지체되지 않고, 지체를 풀어 활약을 도모한다.

길을 개척하는 것이 총강이고 선천은 운행이며 후천은 보하며 기능 회복을 조절한다.

공간 에너지가 모여지면 암이 형성된다. 에너지가 모인 정도에 따라 암의 엄중 정도를 결정하며 에너지 농도가 클수록 암이 증세가 엄중하다. 그 해결 방법은 에너지를 흩어지게 하고 그 밀도를 내려야만 세포의 운동이 회복된다. 흩어지게 하는 과정은 순서대로 천천히 하되 급히 목적을 달성하려 하면 안 된다.

큰 처방은 약 용량이 크며 약 맛이 짙으며 기(气) 맛이 중하여 인체 내부 공간에서 움직임이 느리기에 인체 아래 부분 공간에 지체되어 흩어지지 못하여 하초의 통로에 영향을 준다. 흩어지고 지체되는 과정에서 하초 공간이 흩어지는 에너지 물질을 용납할 수 없기에 질병은 치료하기 어렵다.

작은 처방은 약물 사용량이 적고 그 맛이 연하며 기의 맛이 경하기에 인체공간에서 움직임이 빠르고 공전으로 귀속된다. 공전의 과정은 우리 몸을 조정하는 관건의 관건이다. 공전 과정에서 높은 에너지가 자기 스스로 혼합하고 변화하여 자연적으로 흩어진다. 인체는 사기가 없다.

소위 사기란 정기가 너무 모인 것이다.

사기를 흩어지게 하면 정기로 전환되기에 폐물을 보배로 만드는 것을 에너지의 재활용이다. 필자가 생각하는 것은 소위의 독은 습이 많고 지체가 많으며 열이 많거나 혹은 지체되어 행하지 못할 때이다.

소위 지체란? 너무 건조하여 진액이 없는 것이거나 습이 많아 경맥이 막힘이며 독과 지체의 문제는 공전을 이루어 해결하면 된다.

공전은 중의의 "팔법"을 운용한 것인데 "보"를 말할 때 황기로 보하면 "어혈, 지체"가 형성되고 당삼으로 보하면 "어혈과 열"이 형성되기에 포공영의 맛으로 사용하여 흩어지게 하는 작용을 한다.

비록 목이 마르는 현상이 나타날 수 있지만 약물이 흩어지면 따라서 열이 내리고 보하면서 지체되지 않는다.

작은 처방을 사용하는 과정에서 2가지 주의할 점이 있다. 첫째는 폐 부위의 압력이 어떠한 가를 보아야 한다. 폐는 대 자연과 융합되며 대 자연은 자연 "선천지기"가 있기에 신장을 생산하는 지본이다.

금생수(金生水)≪금은 수를 낳는다≫

필자는 태아시기는 신장이 선천이고 출생 후엔 폐가 선천이기에 "선후천팔괘"의 부동이다. 작은 처방으로 치료하는 것은 윗부분을 돌파구로 하여야만 기능조절이 될 수 있다. 또 하나는 에너지 출구를 봐야 하고 에너지 흩어지게 하려면 앞부분 길을 열어야만 뒷부분의 에너지의 길을 열어 흩어지는 과정에서 기타 부분의 막힘을 피면시킨다.

이것이 작은 처방과 큰 처방의 병 치료의 근본적으로 다른 점이다.

6. 병 이름을 짓지 않고 증세만 참고하고 병인을 찾는다

암의 모임이란 병이 형성되는 곳의 앞부분이지 병이 형성되는 곳은 아니다. 인체의 병이 생기는 곳은 병인이 있는 곳이 아니다. 예를 들면 기침은 병은 폐에 있지만 그 병인은 외초(태양 구역)에 있기에 폐만 치료하면 효능이 낮다.

인체가 병이 나는 원인은 병변된 부위가 아니고 병변의 앞쪽에 있다. 예를 들면 유방암은 흉 부위의 에너지가 너무 높음과 연관되거나 등 부위 에너지가 너무 높아 생긴 것이다. 인체 공전을 조절하는 것은 실질적으로 높은 에너지를 흩어지게 하는 곳을 찾아 흉 부위 에너지가 높으면 공전노선을 따라 등 부위에 에너지 출구를 찾는 것이다. 만약 등 부위 에너지가 너무 높으면 우선 등 부위 에너지를 소통시켜 흩어지게 한다. 출구를 찾으면 에너지는 흩어지는 통로가 생긴다. 동시에 흉 부위의 에너지 운동이 추동력이 필요하다. 이 추동력은 하초에너지가 위로 운동하는 동력에서 온다. 이래야만 밀고 흩어지면서 높은 에너지가 자연적으로 해결된다. 공전운행을 창통시키는 것은 높은 에너지 모인 부위의 출구와 동력점을 찾는 것이다. 이 원칙을 장악하면 병 이름의 틀의 약속을 받지 않아 된다.

예를 들면 유방암, 폐암, 식도암, 병 이름은 다르지만 병인은 모두 외초구역 등 부위 에너지가 너무 높아 장시간의 소통이 이루어지지 않음이다.

7. 수술하지 않고 항암치료도 하지 않으며 참여하지 않는다

작은 처방으로 병 치료는 중의의 "정체" 개념이고 사람은 한 개 정체이다.

암도 마찬가지로 생명 유기체로 조성된 것이기에 선하게 대하여야 하며 변화를 시키고 소통을 유도한다.

만약 물질의 각도에서 볼 때 수술을 하여 잘라내거나 항암 치료하면 유형 부분을 없앤 것은 비록 잠시 문제 해결은 되겠지만 또 반복하거나 이전할 수 있는 것은 공간의 높은 에너지가 모여 흩어지지 못하여 무형의 에너지 문제가 근본적 해결이 되지 않아 무형의 에너지가 계속 영향을 주거나 개변을 유형물질 실체에게 주기에 수술은 풀을 때려 뱀을 놀라게 하는 것과 같다.

8. 암 말기에 액체요법을 제창하지 않는다

인체는 충분한 동력이 있어야 세포가 소화·흡수할 수 있고 신진대사가 정상화가 된다.

환자의 말기에 인체 동력을 보장하여 생명을 구하는데 노력하여야 한다.

수액이란 세포 외의 액체를 세포 내로 주입시켜 인체의 물질을 증가시킨다. 인체의 물질이 증가되면 공간활력의 증가가 필요 되기에 특히 심장의 동력이 필요하기에 암 말기 환자는 신체가 허약하여 세포운동의 동력이 부족함으로 올리고 내리며 부침이 실조되기에 액체를 보충하여도 세포가 운동동력 부족으로 이것을 소화흡수를 하지 못하기에 액체는 세포 내부에 정체되어 세포 외의 에너지 정상전환을 이루지 못하기에 많은 환자들은 수액 후 부종, 복창 현상이 일어난다.

암 말기는 한쪽으로 작은 처방으로 조절하고 동시에 기타 치료 수법으로 하는데 예를 들면 “화구요법”, “정양요법”이다. “화구요법”은 약술로 인체의 모 관건부위에 사용하는데 약술의 연소과정에서 뿜어 나오는 맛과 열을 빌고 안마사의 수법을 운영하여 인체 에너지 출구를 열어 에너지의 움직임과 흩어지는 운동을 가속화하여 인체공전운행을 촉진시키는 것이 작은 처방의 치료원리와 같다.

“정양요법”은 안마사가 전중혈을 누르거나 족부를 흔드는 수법을 운행하여 인체 내부 에너지 운동을 움직여 자아조절을 진행시켜 “외정, 내동”(外静, 内动)하게 하여 치료의 목적에 도달한다.

9. 암의 복수(腹水), 흉수(胸水)의 치료 방법

복수는 물이 모여 흩어지지 않은 것이 위로 숨 쉴 곳이 없고 아래로 물을 조절함 힘이 없어 물이 위장에서 흩어지지 못하고 물을 뽑아도 또 생기기에 위로 숨 쉴 공간을 만들고 아래로 물을 조절하면 복수가 해결된다.

정상상황에서 에너지가 인체 내부에서 수증기 형식으로 운행되는데 동시에 에너지 운행의 출구를 열면 인체 내부의 남아도는 에너지를 방출시킨다.

에너지는 인체에서 보배이기에 보통 에너지가 운동 중에서 갱신과 체환된다.

그러나 복수, 흉수는 모두 암 말기에 나타나는데 치료에 많은 어려움을 가져오기에 이 때 인체 내부 에너지 통로를 여는 방법으로 에너지를 흩어지게 하면 흉수와 복수 치료에 효능을 볼 수 있으며 암 치료에 시간을 쟁취할 수 있다.

【해석】

① 공전은 인체 내부 에너지의 대 순환이고 공전이 인체 임맥, 독맥을 연결시켜 역주천운행을 한다.
중의 혈자리를 표시할 때 에너지가 회음혈에서 올라와 단전을 지나 배꼽, 중완, 전중, 천돌을 지나 백회에 도착하여 뒤로 내려 풍지, 대추, 흉추, 요추, 미추, 미골을 지나 회음으로 도착하여 다시 반복으로 운행한다.
공전창통은 인체 건강의 중요한 인소의 관계이며 인체 질병 치료의 근본 출발점이다.

② 필자는 인체 내부는 비실체이며 자연계와 같이 공간이 존재한다고 본다. 공간은 곳곳에 존재하며 없는 것이 없다. 세포와 세포 사이 장부와 장부 사이에 모두 공간이 존재한다. 인체는 4대 공간으로 나뉘는데 즉 상초, 중초, 하초와 외초이다. 에너지가 이 4대 공간에서 왕복 순환운동을 하기에 공전노선을 지켜야 한다.

우연한 기회에 공간 의학을 접하고 반드시 이 분야를 널리 알려야겠다는 사명감을 갖게 되었다, 아끼는 후배가 몇 년 전 간암 말기로 복수가 차서 고통 속에 저 제상으로 간 때가 40대 초반이었다, 중국 하북성 석가장시의 정정삼진의료원에서 말기암을 치료하는 특이한 방법이 있다는 소식에 이끌려 방문해보고 병은 약으로만 치료하는 것이 아닐 수 있다는 평소 생각이 굳어졌다.

'오늘 당신은 미소를 지었습니까?'라는 글귀를 걸어두고 안내원, 청소원 등 관내 누구도 웃음으로 맞이하고 있는 그들이 모두 일반 병원에서 중환자로 판명 받아 왔는데 공간 의학 원리에 따른 조섭으로 밝은 세상을 열어가고 있었다.

역자는 반드시 이 인체공간의학 원리를 알아서 정보를 간절히 원하는 분들과 공유하겠다는 일념으로 뜻을 밝혔더니, 창시자 곽지진의 별세 이후 의료원사업을 세계적으로 펼치고 있는 창시자의 3녀 곽언령 원장의 배려로 「인체공간의학 탐색」(중의고적출판사, 2007 초판)을 한국에 출간토록 허락을 받았다.

저자의 중의학에 대한 깊은 지식과 인체 매커니즘에 대한 차원 높은 이해를 바탕으로 창의된 공간의학은 자연을 거스르지 않고 순리를 따라 생명을 살려내는 심오함이 있는데 독자를 빨리 만나겠다는 조급한 마음과 역자의 우둔함이 곁들여 저자의 높은 이론을 잘 담아 내지 못한 불찰이 장장이 들어 있기에 읽는 분들의 양해를 구하는 바이다.

아울러 여건이 주어지는 대로 저자의 저술을 국내에 소개하는 기회를 더 얻고자 하니 관심을 두고 지켜보아 주시기 바라며 흔쾌히 출간을 맡아준 사단법인 한국 노인복지사협회 전석한 이사장과 도서출판 한수에게 감사드린다.

번역자 임 성 근

인체공간의학 탐색

▌인쇄일 • 2019년 7월 29일
▌발행일 • 2019년 8월 1일
▌지은이 • 곽 지 진 ▌번역 • 임 성 근
▌펴낸 곳 • 도서출판 한수 ▌펴낸 이 • 김미아 ▌주소 • 서울특별시 성동구 왕십리로 311-1
▌출판등록 • 제303-2003-000031호 ▌전화 • 02 · 2281 · 8031 ▌팩스 • 02 · 2281 · 4102
▌홈페이지 • www.hansoo.or.kr